薬草手帖

心身を慈しむために

新田理恵

anonima st.

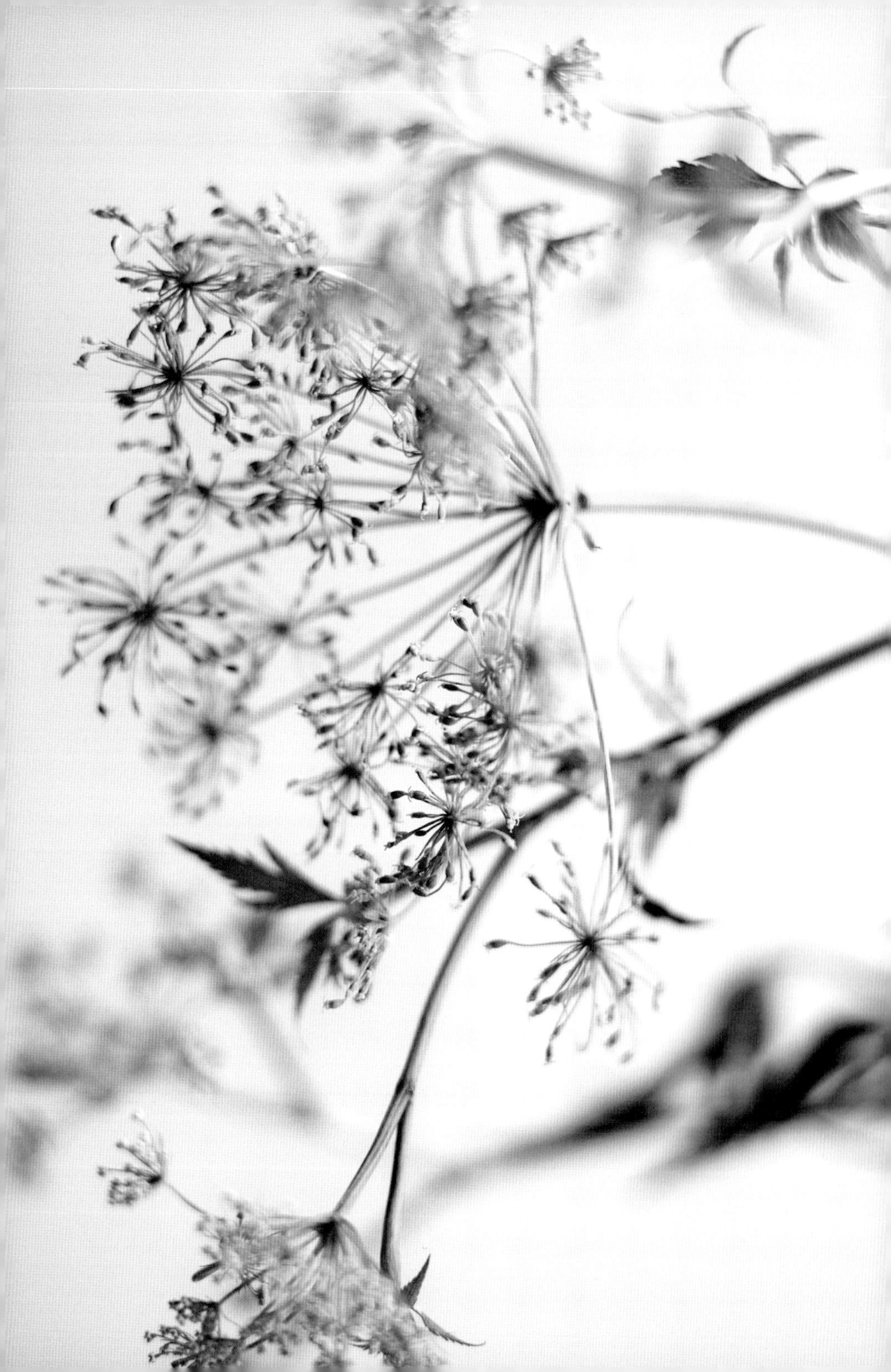

はじめに

こんにちは！　新田理恵です。

この本を手にとってくださったということは、「薬草ってなんだか面白そう。気になる」と、関心を寄せてくださったのでしょうか。どうもありがとうございます！　そう、薬草はとっても面白いので、私もすっかり夢中で研究し続けています。はじめての方にも楽しんでいただけるように、ご案内いたしますね。

私たち人間の祖先は、何千年もの昔から、元気でいるために、病を癒やすために、身近な植物を活用して生き抜いてきました。もっと言えば社会や文明ができる原始的な時代でも薬草を使い、むしろ人間以外の動物たちも薬草を使ってセルフケアを行うことが知られています。この、より健康に生き抜こうとする本能は誰しも備わっていて、疲れたら酸味のあるものが食べたくなったり、お腹が痛いと思わず手を当てたり、ピンチの時には自然と発動するのが不思議です。

生きることに直結しているからか、いろんな国や街へ旅をしても、全国津々浦々、どんな都会にもどんなローカルにも薬草があって、太古から現代まで、薬草文化の全くない場所はないんだなと思います。みなさんの周りにも、ひっそりとヨモギやドクダミが生えていたり、サクラやイチョウが季節を華やかにしてくれていますが、それらにも薬効があります。何気なく食べている、生姜や紫蘇なども薬草です。植物たちは、人間がまだ解明できていない成分も含めて、ものすごくたくさんの可能性を秘めていて、私たちが持っている自己治癒力でカバーしきれないことを助けてくれます。

薬草の楽しみ方には、たくさんの方法があります。料理や飲み物として取り入れたり、お風呂やコスメからからだへと浸透させたり。時には伝統薬などのお薬を服用するシーンもあるかもしれません。

ご自身のお好きな扉から、開いてみてくださいね。

私はコンクリートに覆われた街に住んでいたので、なかなか薬草について学べず、何年もかけて日本各地を巡り、達人・先生方にたくさんお会いして教えていただきました。離島の薬草仙人のようなおばあちゃんに「今まで200人以上の人に少しずつ教わったことが、私の中でつながって一つの大きな智慧になったのよ」と教えてもらいましたが、今回の本は、そんなふうに私が10年以上かけて、たくさん教えていただいたことをぎゅぎゅっと濃縮しています。10年前にこんな本があったら良かったなと思う内容にを目指し、薬草の一歩目を踏み出す方に、エールを送るつもりでお届けします。

薬草の世界へ、ようこそ!

目次

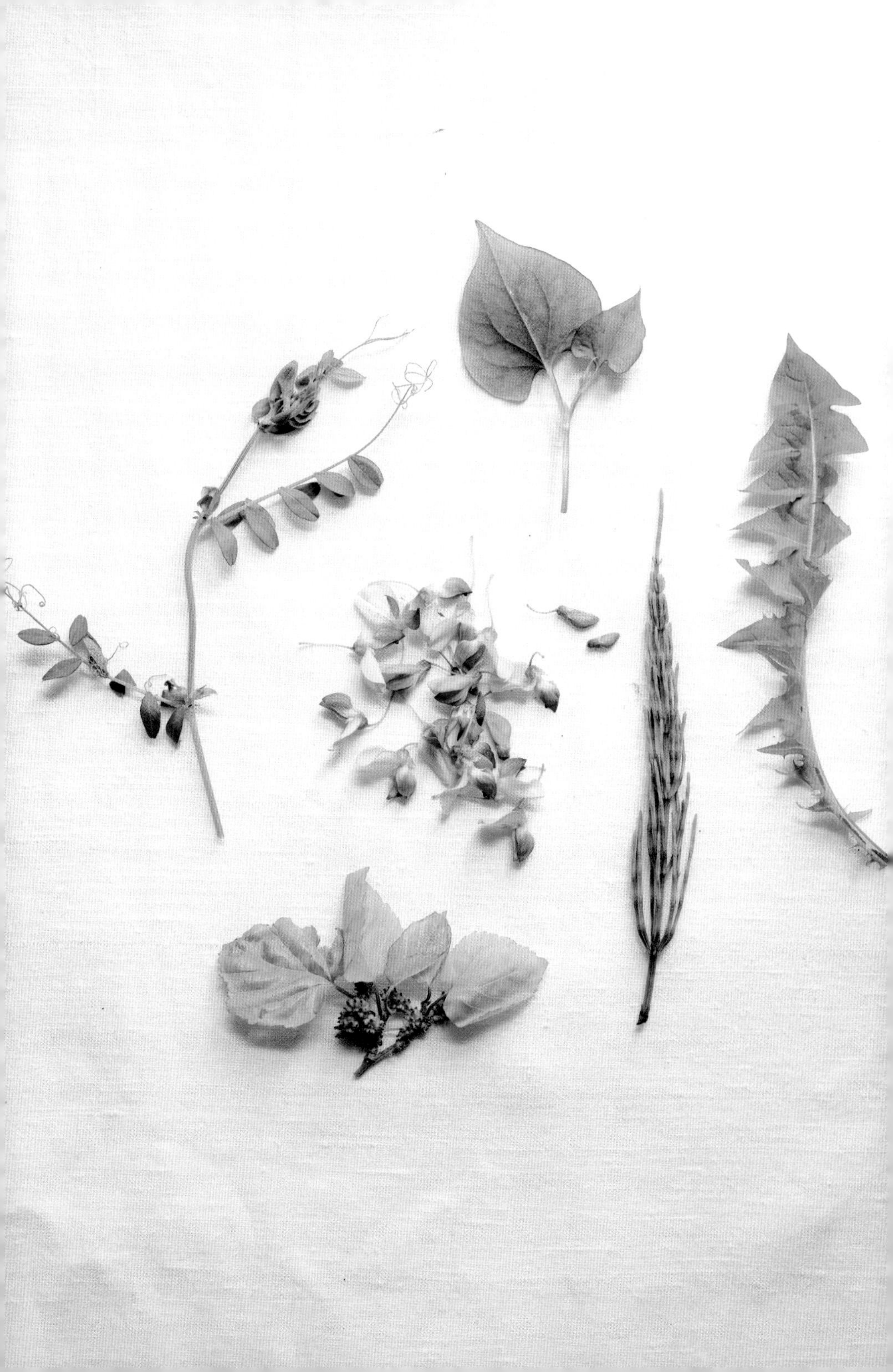

・薬草に関して

薬効・効能などについては、富山大学和漢医薬学総合研究所の伝統医薬データベースや熊本大学薬学部の植物データベース、論文・書籍などを参考にし、わかりやすく表現しました。一部の効能は科学的に証明されたものとは限りませんが、大切な伝承として記しています。

また、実際に使用して万が一問題が起きた場合の責任は取りかねますので、個人の判断・責任で楽しめる範囲でお役立てください。

・レシピの表記について

ひとつかみは片手でたっぷりつかんだ量が目安です。
ひとつまみは親指、人差し指、中指の三本の指で軽くつまんだ量が目安です。
大さじ1は15㎖、小さじ1は5㎖、1カップは200㎖、1合は180㎖です。
火加減、温度、調理時間は目安です。

1章 日本の薬草と季節と行事

5つの季節と養生

健やかに過ごすための暮らし方である「養生」を行う時に、まずは心身のリズムを調えることが大切になってきます。私たち人間も自然から生まれ、自然の中で生きる生命体。生命体は悠久の時間の中で、昼夜や四季など自然のリズムに合うように進化をしてきたため、心身のリズムと自然環境のリズムが調和していることがとても大切です。

日本には豊かな四季がありますね。生命が成長・繁栄していく春夏は陽の季節、命のバトンを渡して休養する、陰の季節といったように、自然の一年のリズムに合わせるように暮らすと健やかに調い、回復もしやすくなります。

およそ2000年以上前に書かれたとされる最古の医学書『黄帝内経素問《こうていだいけいそもん》』に各季節の養生が書かれているので、まずはそちらをベースに季節の巡りを見ていきましょう。

春（天地倶生、萬物以榮）

「天地のあいだにある全てが芽生え、万物が栄える」目覚めの季節。三寒四温の不安定な気候で、自律神経の切り替えに戸惑い、気持ちも不安定になったり、早起きがしづらい時期なのでのびのびと過ごすのが吉。苦味や酸味でからだに目覚めと落ち着きを。

梅雨（開竅於口、藏精於脾）

梅雨も独特の季節ですが、湿度が苦手な「脾《ひ》（中医学では大まかに言うと消化吸収、代謝などの働きを司る臓器）」を調えるのが養生となります。脾胃《ひい》にやさしい山芋やはす茶などを。湿気の多い季節は、からだの水の巡りも潤滑になるように。利尿作用のあるアズキやきゅうり、スギナ、緑茶などもおすすめ。

夏（天地氣交、萬物華實）

「天地の気が盛んに交わり、万物が成長し、咲き栄える」陽が極まり生命が謳歌する季節。開放的に、活動的になる人も動植物も多い。熱を発散し、胃腸がダメージを受ける冷たすぎる飲み物は避ける。苦味や酸味のある食材がおすすめ。

秋（天氣以急、地氣以明）

「全てが収縮の方向へ向かい、大地には清い気配が漂う」乾燥が始まるので、特に呼吸器や肌には潤いを。梨やハトムギなど潤いの食材を摂ること。切なさを感じやすい時期なので、ほっと安らぐジャスミンティーや金木犀など香りの良いものも合います。

冬（水冰地坼、無擾乎陽）

「万物は静かに閉じこもり、水は氷り、地は裂ける。天の陽気は遠ざかる」陰が高まる時期。太陽のように朝はゆっくりと起き、陰の気は下から入ってくるので、特に足元を暖かく。ほどほどの塩味を摂り、生姜やナツメなどの温めパワーで養生を。

十二ヶ月の風習と植物

1月	2月	3月
小寒／大寒	立春／雨水	啓蟄／春分
【睦月】 お正月／お屠蘇《とそ》と七草 大晦日の夜からお屠蘇を仕込み、元旦に飲んで無病息災を祈ります。1月7日にはお祝いが続いた後の休息として、七草粥を。沖縄ではムーチーの日（月桃の葉で包んだ餅を年の数だけ軒先に吊るして健康を祈る）があります。	**【如月】** 節分 豆まきを行う節分には、イワシや柊《ひいらぎ》を飾ります。高知県のある地域では、トベラの木と葉を使って豆を煎ります。この季節は寒さが極まり、水が綺麗なので、昔は葛の精製や製薬は、真冬の寒水で行われていました。	**【弥生】** 桃の節句とお水取り 桃の節句は、元々は桃の花びらを浮かべた桃花酒で、百歳《ももとせ》を願いましたが、江戸時代以降は白酒でお祝い。東大寺のお水取りでは、夜食に茶粥が振る舞われます。

7月	8月	9月
小暑／大暑	立秋／処暑	白露／秋分
【文月】 七夕 古くは乙女が着物を織って棚に供え、神様を迎えて豊作祈願と厄除けをした行事。里芋の葉にたまった夜露を「天の川のしずく」として墨を溶かし、梶の葉に和歌を書いて願いごとをしました。現在は短冊に書いて笹に飾ります。	**【葉月】** お盆 お盆は旧盆（8月13～16日）の地域が多いですが、東京・神奈川などでは7月に行われたり、地域によって前後します。ご先祖様をお迎えし、供養します。ご先祖様がたどり着くための目印に松明を焚いたり、お団子を作ってお迎えする地域も。	**【長月】** 重陽／お月見 9月9日は重陽の節句。菊の花を浮かべた菊酒をいただきます。空気が澄み渡り、月が綺麗な季節。中秋の名月には地域特有のお団子を供えたり、里芋を供えたりして、まばゆい月を愛でます。

4月	5月	6月
清明／穀雨	立夏／小満	芒種／夏至
【卯月】 花祭り 4月8日は、お釈迦様の誕生日を祝う花祭。お寺では灌仏会《かんぶつえ》などというお祭りが行われ、生まれたばかりのお釈迦様の像に甘茶（アマチャの葉の茶）をかけてお祝いします。	【皐月】 端午の節句（薬草湯） 5月5日は、湯船に菖蒲《しょうぶ》を浮かべた菖蒲湯に入り、邪気を払って無病息災を祈ります。菖蒲湯を飲んだり、ヨモギもお風呂に入れる地域もあります。	【水無月】 夏至／夏越の大祓 梅仕事の季節。夏至の太陽を浴びると一年健康になるそうで、朝日を拝むのもおすすめ。6月30日に各地の神社では夏越の大祭が執り行われ、大きな茅の輪をくぐって夏を無事に越えられるように祈ります。

10月	11月	12月
寒露／霜降	立冬／小雪	大雪／冬至
【神無月】 神在祭《かみありさい》 日本中の神様が出雲に大集合する神無月。（出雲だけ「神在月」）。出雲では旧暦10月に神在祭を行い、アズキを炊いて紅白の丸餅を浮かべた神在餅《じんざいもち》が振る舞われました。これが「ぜんざい」の由来になっています。	【霜月】 新嘗祭 穀物（イネなど）を収穫し、新穀を供えて五穀豊穣を祈る新嘗祭。高千穂の夜神楽も始まります。立冬には冬瓜料理を食べて冬を迎えます。ゆず仕事や植物の根の収穫も、この時期に。	【師走】 冬至／大晦日 陰が極まる冬至は家に籠もり、「ん」が付く食材であるなんきん（かぼちゃ）やレンコンなどをいただきます。大晦日は新年の準備をして、年越し蕎麦を年をまたぐ前に食べ終わり、新年を迎えます。

季節ごとの薬草と体質チェック

季節の薬草仕事を始めたいなと思った時にまず触れてみたい、身近で比較的苗や種、加工品を入手しやすい植物たちに、少し中級者向けのものも加えて選びました。よく収穫する時季をもとに、春夏秋冬＋梅雨の5つの季節に6種類ずつの薬草をご紹介するプチ図鑑です。

植物名、グループ（科）、性質（寒・涼・平・温・熱）／味／帰経《きけい》（どの五臓六腑に作用するか）、イラストの下には使い方や効能などを記しました。（医）と書かれた植物の部位はもっぱら医薬品として指定されていますので、特別なケースを除いて販売や譲渡をしてはいけません。

そして、自分の体質に合わせて薬草を使います。知ってるようで知らない、自分のからだのこと。自分の暮らしも症状も普段は慣れてしまいがちで、からだは声なき声でかすかですが、唇が乾燥しているなど、いろんなSOSサインを出してくれています。時々、たった1分で良いので、一度立ち止まって深呼吸をして、自分のからだや感情をゆるめた時に違和感や変化がないかなどを手足の先からスキャンするように感じてみてくださいね。

今回は、自分に合う薬草がわかる簡易版の体質チェックリストも作り、それに合わせておすすめの薬草もお伝えしています。もっと詳細を知りたい方は、チェックリスト（22ページ）のQRコードから、食養生AI Qusnokiにアクセスしてみてくださいね。

モモ（バラ科）（種の仁）

平／苦・甘／心・肝・大腸

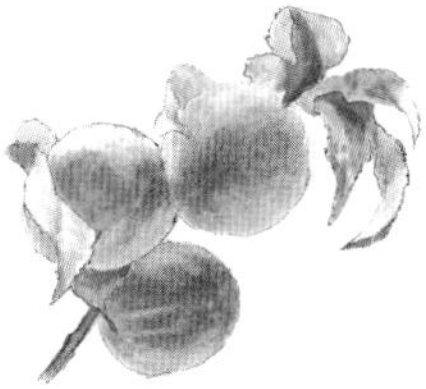

桃の節句は、お酒に花びらを浮かべた桃酒をどうぞ。**【葉】**入浴料にして、あせも、湿疹、頭のフケが多い時に。皮膚温を上昇させる。**【花・蕾】**便秘の時の緩下剤。ただし少し強いので妊婦・虚弱気味の人は避ける。**【成熟種子の仁】**種の中にある核（仁《にん》）を乾燥し、婦人科系の諸症状、神経痛、乾燥性の便秘、血の滞りを除く。

ヨモギ（キク科）

温／苦・辛／肝・脾・腎

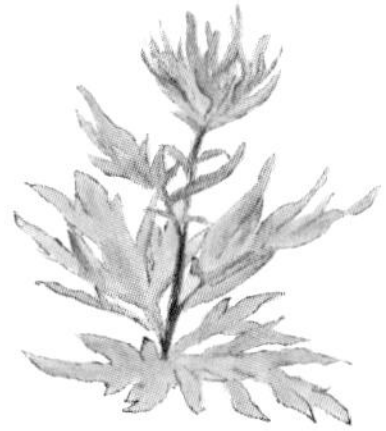

「薬草の女王」とも呼ばれる、女性の味方。草餅やお灸の材料としても親しまれる。**【葉・枝先】**湿疹、皮膚のかゆみ、月経痛や月の乱れ、不妊でお悩みの時の改善など。**【全草の煎じ薬】**腹痛、貧血、下痢、便秘、神経痛など。

スギナ（トクサ科）

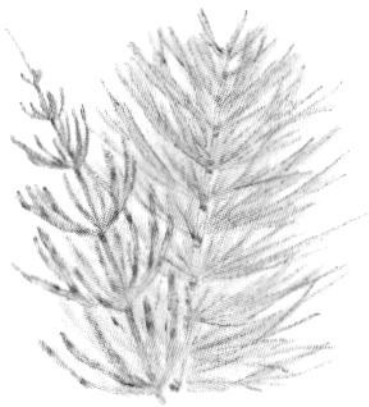

デトックスが得意！　お茶にもなるツクシの葉。**【全草】**利尿、発汗、むくみ、膀胱炎、腎炎、眼科薬などに。煎じ液や生葉の絞り汁は、切り傷やウルシによるかぶれに良いと云われている。伝承では、ブレンドティーに加えると他の薬草の薬効を高める縁の下の力持ちとされる。

カキドオシ（シソ科）

微寒／辛・微苦／肝・腎・膀胱

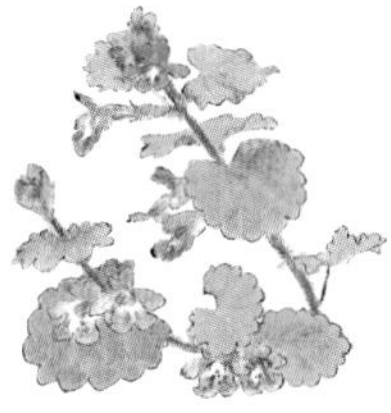

爽やかに香る、生でも食べられる野草。伝承では「糖尿病の妙薬」とも。**【全草】**虚弱気味の子ども、赤ちゃんのかんしゃく、糖尿病、腎臓炎、尿路系炎症、肝炎など。お花の時期に摘むのが良いとされる。ホップが普及する前は、ヨーロッパなどではカキドオシを使ってビールのようなお酒を造っていました。

シャクヤク（ボタン科）

微寒／酸・苦／肝

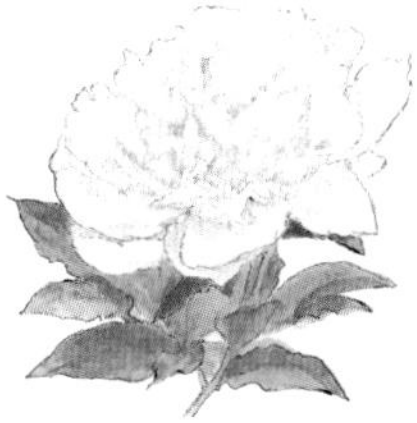

初夏に華やかに咲く美人の代名詞。女性ホルモンの調律にも。**【（医）乾燥した根】**手足や腹部の緊張、血液循環を促進して婦人科系トラブルに。めまい、かすみ目、イライラ、ブルーな気分に。抗炎症作用もある。

タンポポ（キク科）

寒／苦・甘／肝・胃・大腸

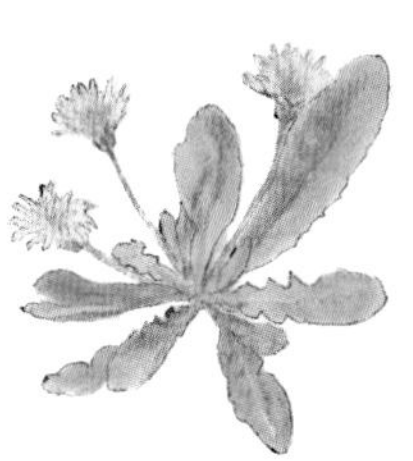

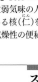

花も葉も全部活かしきる。野菜としても使いやすい。**【全草】**解熱、消炎、殺菌、健胃、鎮咳、利尿、授乳期にお乳の出が悪い時に。根をしっかり焙煎したタンポポコーヒーも人気。若い葉は食用にもできる。

トウキ（セリ科）

温／甘・辛／心・肝・脾

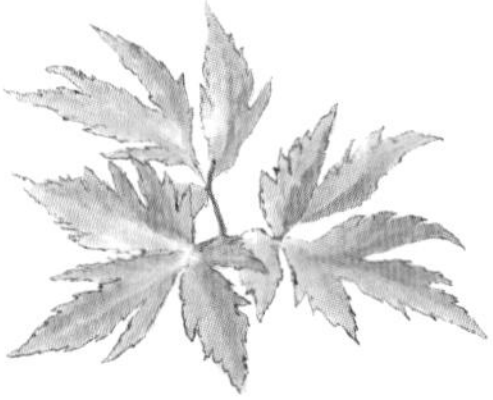

冷えから更年期障害まで、女性のパワフルな味方！　血液の滞りを解消、強壮、鎮静、鎮痛、貧血、腹痛、婦人系疾患、便秘、めまいに。**【葉】**茶剤や食用としてセロリのような風味の食用ハーブとして使いやすい。大和当帰や北海当帰など様々な品種があるが、ヒュウガトウキは植物も薬効も全く別物。根は（医）。

ドクダミ（ドクダミ科）

微寒／辛／肺・腎・膀胱

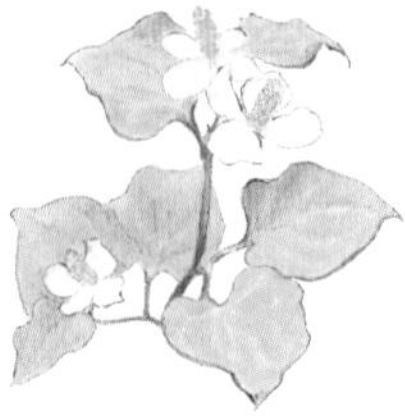

木陰で見守る、いざという時の騎士（ナイト）。十の薬効を持つ十薬《じゅうやく》という別名も。腫れや炎症に特効の日本三大民間薬の一つ。**【花期の地上部】**解熱、解毒、消炎、抗菌（真菌）、蓄膿の改善、利尿。乾燥すると匂いが穏やかになるが、解毒作用は失われる。便通や高血圧には、お茶で。

アマチャ（ユキノシタ科）

甘

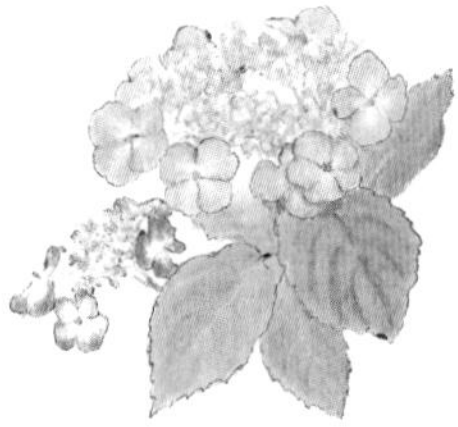

天然の甘味料。ヤマアジサイに似た花が咲き、庭木としても人気。**【葉】**揉んだり乾燥させると砂糖の約 600~800 倍の甘味成分が出る。糖尿病や太り気味の方に、砂糖の代用として用いられる。4 月 8 日の花祭にお釈迦様の像にアマチャのお茶をかけたり、参拝者に振る舞われる。

ウメ（バラ科）

温／酸・渋（烏梅）

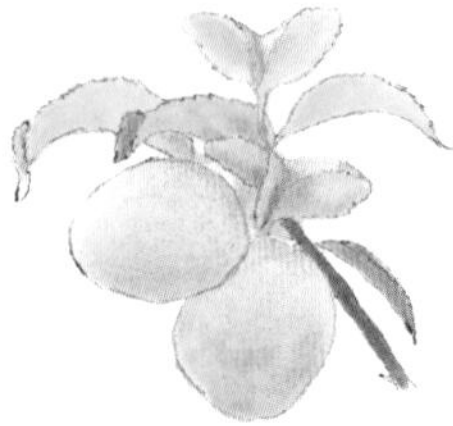

香りは高く、愛でて麗し、実も幅広く活用できる回復薬！　**【梅干し】**抗酸化作用、血液をさらさらに、食中毒予防、疲労回復、虫歯予防など。**【未熟な実の燻製／烏梅】**抗菌、下痢止め、回虫駆除、食欲不振に。その他、紅花染めに使用。梅干しを作る時にできる梅酢を加えた梅酢うがいは風邪対策にも。

ハトムギ（イネ科）

微寒／甘・淡／脾・胃・肺

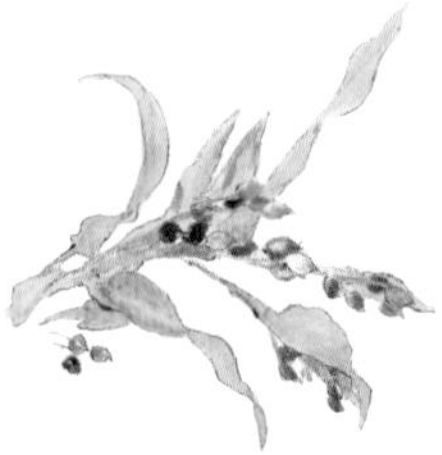

お肌の救世主として大活躍！**【種皮を除いた種子】**利尿、消炎、鎮痛、排膿、リウマチ、むくみに。ニキビやイボなどお肌のトラブル対策に茶や化粧品の素材として使われる。お米に混ぜて炊いても美味しい。**【根】**神経痛、関節リウマチに。

アズキ（マメ科）

平／甘・酸／心・小腸

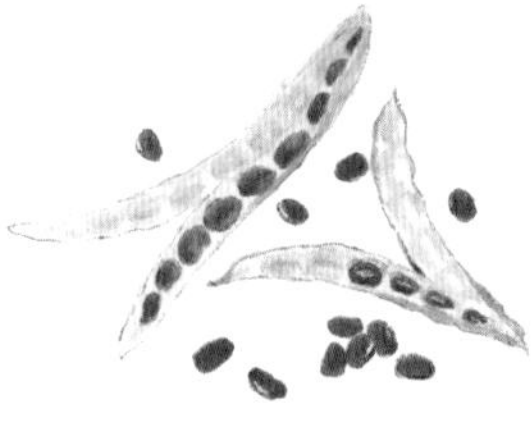

6 月の和菓子「水無月」にも使われる、水のめぐりを綺麗にする食材。**【種子】**解毒、利尿、むくみ、脚気などに。お料理やお菓子にも使うが、むくみには小豆茶が良いとされる。4 ～ 5 倍の水で煮た小豆粥は、脚気の妙薬とも言われ、二日酔いや便秘、母乳の出が悪い時にも食べられてきた。

ウツボグサ（シソ科）

寒／苦・辛／肝・胆

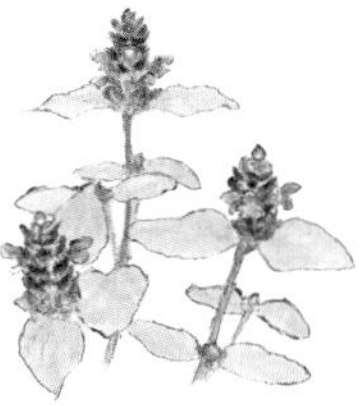

花が終わると、褐色になって枯れたように見える別名、夏枯草《かこそう》。**【花穂／花の終わり、枯れかかった頃】**高血圧、膀胱炎、むくみ、頭痛、めまい、イライラ、甲状腺の腫れなどに茶剤を。口内炎には茶剤のうがいを。ヨーロッパでは肺や胃腸のトラブルに使われてきた。冷え性、妊婦さんには禁忌。

ビワ（バラ科）

平／苦／肺・胃

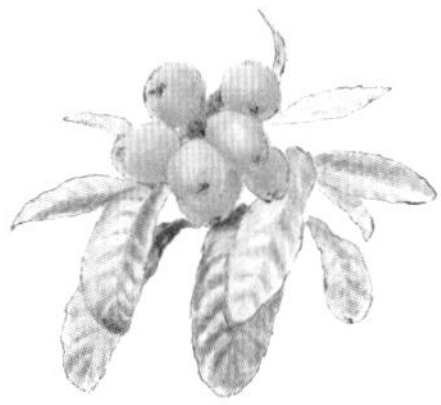

実は美味しく、花は薫香、薬効も高い。いつも人が集まる樹。**【葉】**咳や痰、吐き気に。江戸〜明治時代の夏バテの妙薬。食用には葉の裏の小さな繊毛を取ると良いとされ、葉を60℃くらいのお湯に浸し、専用の歯ブラシなどで擦《こす》って乾燥すると上級品。抗菌作用があり、浴用・湿布であせもや皮膚炎に。

ベニバナ（キク科）

温／心・肝／辛・微苦

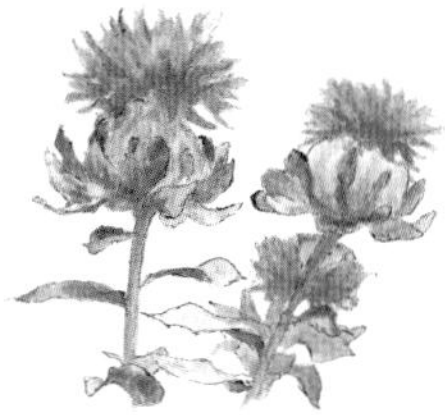

奈良時代から栽培されている、染料や油、切り花などに大活躍の花。**【花】**血の滞り改善、更年期障害や婦人科系疾患、冷え、元気がない時、鎮痛、不安、不眠に。エディブルフラワーや薬酒に。染料（布や食品）や口紅の紅色の原料。**【種】**搾って良質な紅花油に。炒って食べても美味しい。

イチョウ（イチョウ科）

小毒

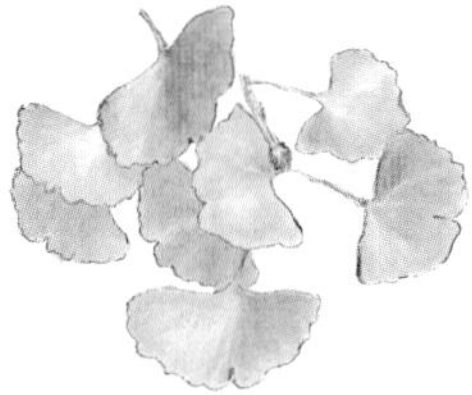

実は3億年以上昔から地球に生えている、貴重な古代の化石植物。**【葉／夏】**葉が緑の時期に収穫する。末梢の血流を改善。民間では認知機能の維持・記憶力改善に人気。**【種子／秋】**銀杏。焼き物、煮物にして食べると咳や痰を解消。ほんのかすかに神経毒を含むため食べすぎ、生食はしないこと。

マタタビ（マタタビ科）

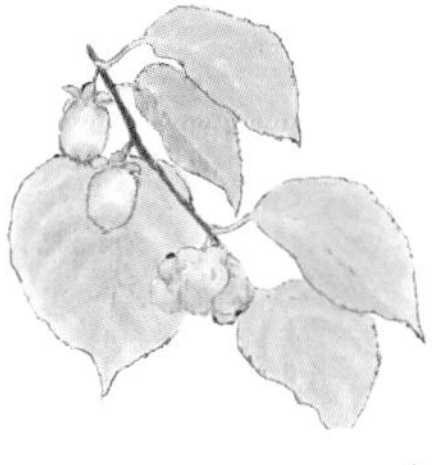

行き倒れた旅人に食べさせると、また旅ができる元気薬。**【実／虫が寄生してぼこぼこしたもの】**強壮、鎮痛、疲労、腰痛、リウマチに。使い方としては、マタタビ酒が有名。虫のいないドングリみたいな形の実を塩漬けにしたものも美味しい。

クチナシ（アカネ科）

寒／苦／心・肝・肺・腎

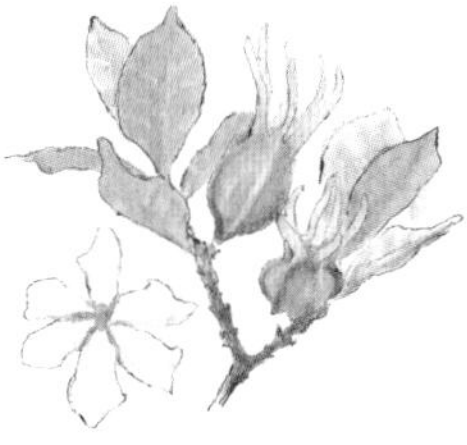

白く甘い芳香の花が人気の庭木。八重咲きのものは実がならないので、薬用には一重を。**【成熟果実／乾燥】**恋ではないのに胸が暑苦しくて不快、消炎、解熱、目の充血、鼻血や血尿などの止血、鎮静などに。古来、天然着色料（黄）として栗きんとんや草木染などにも使われてきた。

カキノキ（カキノキ科）

平／（実）甘・（ヘタ）苦／胃

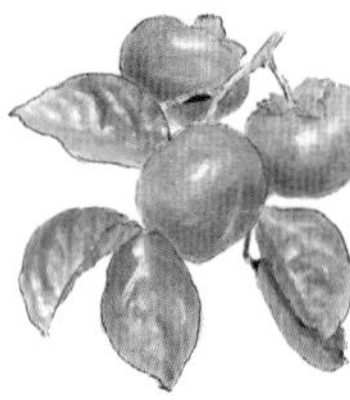

美味しい柿の実、薬湯になる葉、木材になる幹と余すことなく愛用できる。**【葉】**民間では血圧降下。**【実】**二日酔いに食用。ヘタ（柿蒂）はしゃっくりを止める妙薬として煎じる。**【柿渋】**高血圧に。また、木材や紙などに塗ると艶やかな赤茶色になり、強度や防水・抗菌作用が増す。

グァバ（フトモモ科）

肝・腎・胃・肺

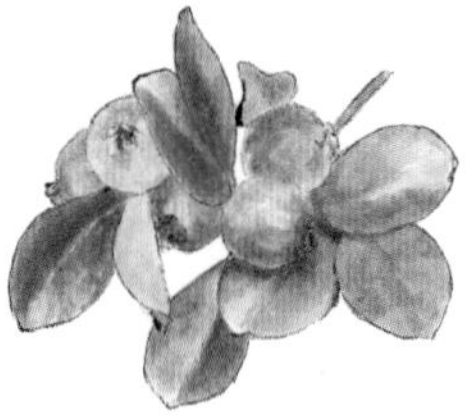

奄美諸島では千年以上前から生えている南国フルーツ。**【葉】**茶剤を下痢や高血糖抑制に使う。グァバ葉ポリフェノールが豊富で、継続的に飲むとインスリンの過剰分泌抑制や糖質の吸収を和らげ、中性脂肪・総コレステロール値を抑制。奄美諸島ではダイエットティーとして人気。収穫期は大寒が良いと伝わる。

キク（キク科）

微寒／甘・苦／肺・肝

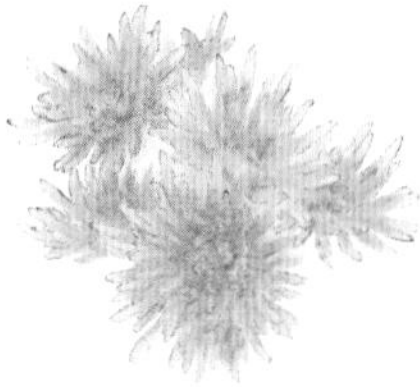

日本のキクとシマカンギクは、「風邪を除き、清熱す」生薬。**【花】**解熱、抗菌、解毒、消炎、風邪、悪寒、頭痛、視力低下、めまい、目の充血、かすみ目に。乾燥した花びらをお茶にしたり、薬酒として漬け込むのも昔から人気。9月9日には菊の花を日本酒に浮かべた菊花酒をいただく風習も。

ナツメ（クロウメモドキ科）

温／甘／脾

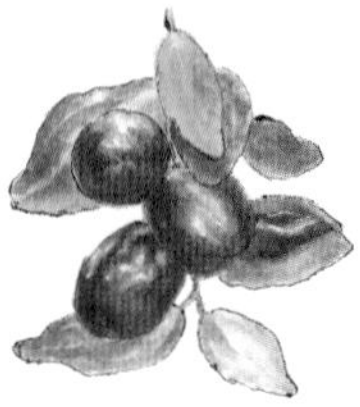

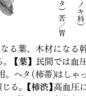

ナツメを食べると老いない？　妊活、妊娠、出産、授乳中まで全サポート！**【成熟果実】**強壮、不安、不眠、婦人のトラブル、養血、食欲不振、不屈、知覚過敏や疼痛に。実の乾燥はそのまま食べたり、煮出してお茶にしたり、参鶏湯などスープに入れたり。飛騨地方では生の実を甘露煮にしていただく。

ハブソウ（マメ科）

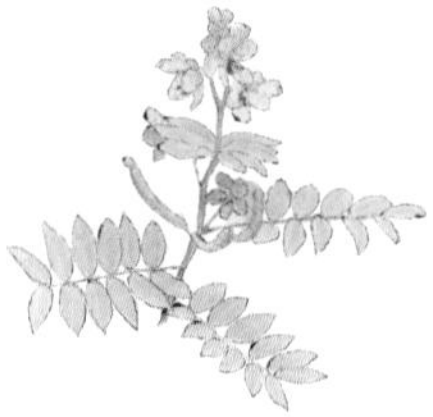

江戸時代にやってきた、香ばしくてほんのり甘い、はぶ茶。**【葉】**乾燥・焙煎したお茶は、解毒、咳、健胃、便秘に。民間では虫や蛇に咬まれた時に生葉を揉んで貼った。**【種子】**炒ってお茶にすると本来の「はぶ茶」だが、現在は似ているエビスグサの種が代用されていることが多い。

イチジク（クワ科）

（実）平／甘／肺・脾・胃・大腸

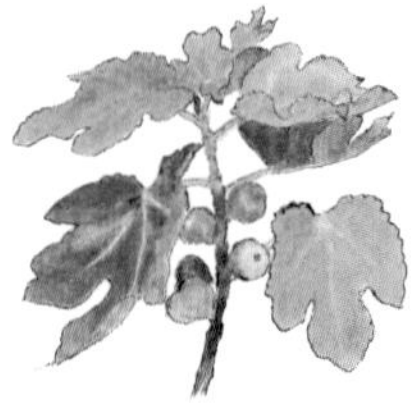

満月のように満たされる、蜜な香りにうっとり。**【実】**便秘には果実を乾燥して煮出した茶か、2～3個生食。食べすぎるとお腹を下すことも。**【葉】**乾燥葉を入浴剤にすると神経痛に。茶剤にしても芳しい。**【乳液】**傷つくと出る乳液はイボに良いが、他の部位につくとかぶれることもあるので、患部のみに塗る。

ヤブツバキ（ツバキ科）

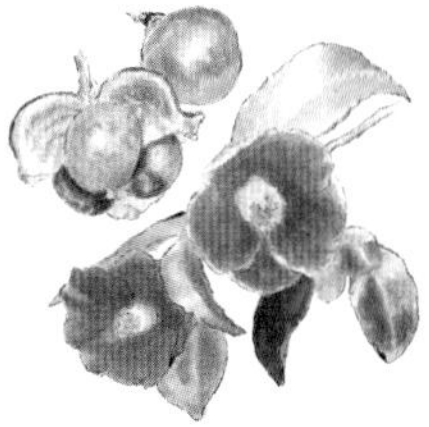

極まる冬に気高く咲く、日本原産の常緑樹。花言葉は「誇り」。**【椿油】**実を搾った油は、ヘアケアに用いることで有名。養毛にも。軟膏の材料にもなる。**【花】**開花直前で摘み、乾燥させて熱湯を注いだお茶は、滋養強壮に。花びらは食用も可。**【葉】**お茶として活用する地域もある。2月には椿餅が登場することも。

クズ（マメ科）

平／甘・辛／脾・胃

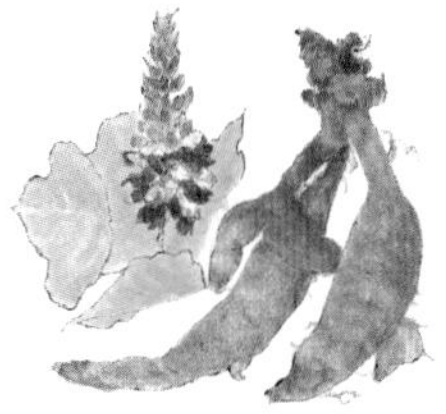

葛根湯や葛粉でおなじみの葛の根は、水が澄み渡る冬に加工される。**【根／もっぱら医薬品】**葛根湯の材料であり、風邪や解熱、下痢止め、筋肉を柔らかくするので肩こりに良い。葛100%の葛粉は「本葛」と呼ばれ、女性ホルモンに似た働きのイソフラボンも含まれる。夏に咲く花は二日酔いの妙薬。

ショウガ（ショウガ科）

（生）微温辛／肺・脾・胃

（乾）大熱／大辛／心・肺・脾・胃・腎

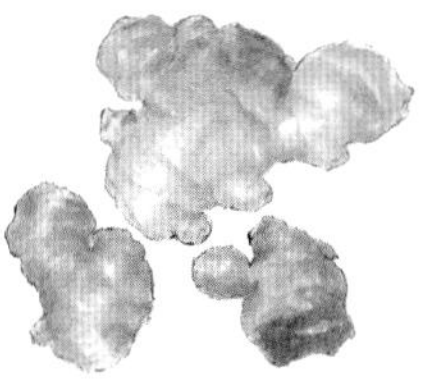

食用や薬味としても人気の生姜は、加熱するとパワーアップ！ **【根茎】**食欲増進、痰や吐き気、腹痛に。食用としても人気。そのまま乾燥した生《しょう》姜《きょう》の他に、湯通しや蒸してから乾燥したもの乾《かん》姜《きょう》も生薬。温める力が強まり、発汗作用も。お腹の冷えや嘔吐、腹痛、下痢に。

ナンテン（メギ科）

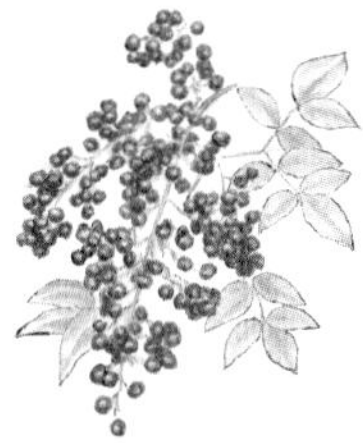

難を転じる南天は、庭木としても人気の常緑樹。赤い実は厄除けの飾りにも。**【葉】**生の葉は殺菌作用があるとされ、赤飯の上に置く風習も。歯肉炎には葉の煎じ液で口をゆすぐ(飲まない)。**【実】**咳や喘息の時に、乾燥した実5～10gを水500～600mℓで煎じて飲む。

フキノトウ（キク科）

苦

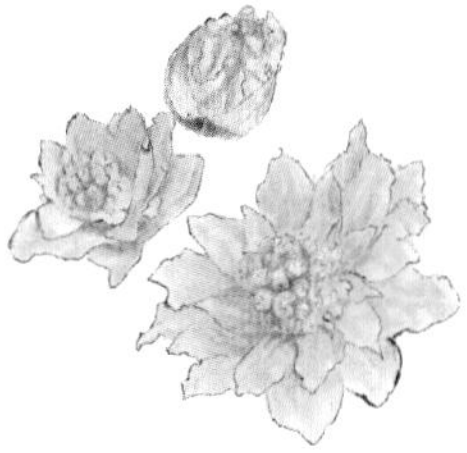

白銀の雪景色にも力強く芽吹く、春の使者。**【花茎（蕗の薹）と葉】**食用になり、苦味が胃の調子を整え、咳や喉の痛みにも。天ぷらやばっけ味噌（ふき味噌）が定番。ちなみに雌雄異株で、雄花は白黄色、雌花は白色。伝承では、生の葉は、切り傷や虫刺されの時に揉んで貼るなどとされている。

ロウバイ（ロウバイ科）

甘・苦

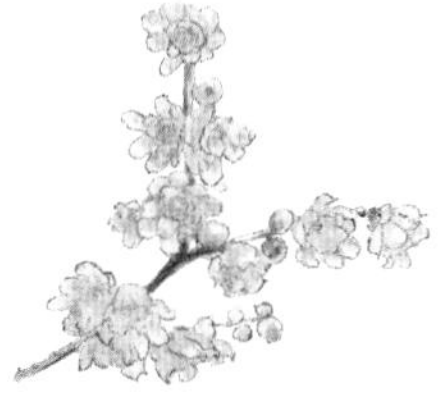

花が少ない真冬にひときわ映える、春に先駆けて咲く蜜蝋色の花。**【蕾／乾燥】**解熱、鎮咳、鎮静作用。昔は皮膚の再生を促すとされて、太白ごま油に漬け込み、火傷やかかとなどの皮膚が硬くなった場所に塗った。様々な園芸種があるが、薬用には花被片全体が黄色いソシンロウバイが優れているとされる。

モード別

体調チェックリスト

さて、今のみなさんに合う薬草は何でしょうか？
薬草は目的に合わせて選んでいくので、症状ベースでも良いですが、
体調・体質が分かっていると自分に合うものが分かりやすくなります。
今回は、現代の人がなりやすい8つのモード
（時期や体調で変わったりもするので〝モード〟と呼んでいます）を
ピックアップしました。
それぞれのモードの特徴を挙げましたので、
どれが一番当てはまるモードか探してみてください。
複数のモードに当てはまることもあります。

【大地】モード

- □ 時々耳鳴りがする
- □ 肌が荒れやすい。便がコロコロ気味
- □ 寝汗をかいたり、一度の睡眠でたくさん夢を見ることが多い

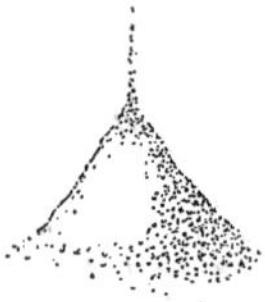

【夜霧】モード

- □ 肩こりがあり、手足が冷える
- □ 目の下のクマ、シミ、ソバカスができやすい
- □ 顔や唇の色が暗くなりがち

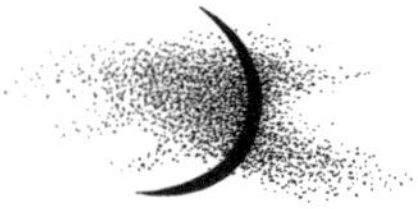

Qusnoki
―食養生AI―

もっと詳細を知りたい方は、
食養生 AI Qusnoki を
ご覧ください。

【湖】モード

□ 足がむくみやすく、からだが重く感じる
□ たまに立ちくらみやめまいがする
□ 水っぽい鼻水が出る
□ 舌のフチに歯のあとがつきやすい

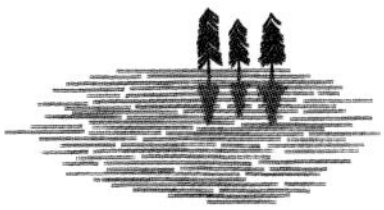

【新月】モード

□ 朝、なかなか起きられない
□ 食欲があまりない時がある
□ すぐ疲れる、気分が落ちやすい、冷えやすい

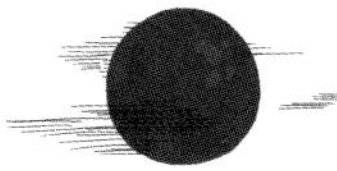

【雷】モード

□ イライラしやすく、ストレスを感じる。たまに憂鬱になる
□ 対人関係がなかなかうまくいかない苦手気味
□ たまにお腹が張るような痛みがある

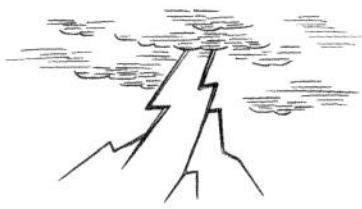

【雲】モード

□ つい、ぼーっと思考停止しやすい
□ 不安や憂鬱モードになりやすい
□ 寝つきが悪かったり、夜中に目が覚める

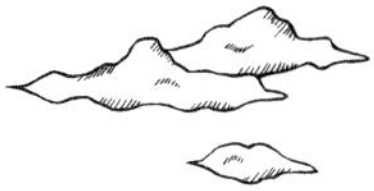

【満月】モード

□ 炭水化物や甘いものが好きで、たまに食後に吐き気がする
□ 体型はぽっちゃり気味で、便秘しやすい
□ 食事時刻が不規則、もしくは夕食の時間が21時以降

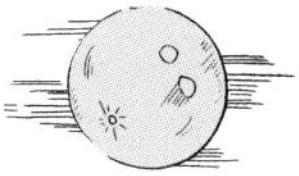

【雪】モード

□ 手足が冷えたり、全身がゾクゾク寒気がする
□ 下痢気味で、汗をあまりかかない
□ 関節痛、生理痛が重いなど、冷えると悪化する痛みがある

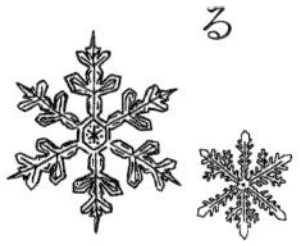

モード別

養生とおすすめの薬草

【大地】モード

筋力が程よくあり、熱生産が多いため、頑張りすぎると余分な熱がこもることがある。不調の時には体内の水分が不足して、乾燥気味になるようだ。体型としてはスリムな傾向があり、夜型生活が得意な人も多い。

養生 睡眠時間を長く、眠る時間帯を前倒しするところから始めよう。食事は21時までにし、夕食後は照明を暗めにすると入眠しやすくなる。みずみずしい果物・野菜で潤いを補おう。

薬草 ビワ、ハトムギ

【湖】モード

表に率先して出るタイプではないが、周りから頼りにされるタイプ。疲れると、体内の水分が所々にたまりやすいようだ。むくみ、胃腸の不調、下半身のだるさ、元気が出ないなどの時は、体内の水の巡りを潤滑に。

養生 からだを冷やさない、軽い運動で汗を適度にかくことも養生になる。温かいお茶は合うが、水分の摂りすぎには注意。根菜などの食物繊維が多い物や、きゅうりなど利尿作用でデトックスも。

薬草 スギナ、月桃

【夜霧】モード

パワフルで活動的だが、疲れると血液の流れが滞りがち。手足の冷えや記憶力・思考力が落ちたらSOSサイン。貧血にも注意。肩こりや、シミやソバカスにもなりやすいのは代謝を上げることが対策の一つ。保温力を高め、運動量を増やすなど、温めて循環を良くしていこう。

養生 まずは、これ以上冷やさないこと。衣服で調整したり、冷たい飲食物を控えめにして、常温か温かいものに切り替えよう。血流をスムーズにする青魚やニッケイ、ナツメなどもおすすめ。運動と入浴も良薬になる。

薬草 ヨモギ、ベニバナ

【雲】モード

とってもやさしい人で聞き上手。それが故に時々不安になったり思い悩むこともある。つい、ぼーっと思考が止まっていたり、元気が出ないこともあるかもしれないが、そんな時は自分の好きなことをしてご褒美タイムを。

養生 心配になるのは思いやりの裏返しだが、不安な時は意識を自分に戻して今を楽しむのがコツ。自然の多いところで少し休み、早めに眠るのも薬。魚介類、ぶどう、ジャスミンティーもおすすめ。

薬草 ナツメ、クロモジ、陳皮

【新月】モード

相手を大切にする気持ちの強い、やさしいタイプ。運動量は少なめで疲れやすく、食欲が落ちることも。まずは体内リズムとからだの基盤を整えていこう。まずはたっぷりと休息をとろう。十分に寝て、消化にやさしい食事を。

養生 ヨガのようなゆったりと呼吸を整える運動と相性が良い。山芋や卵などの滋養になる食べ物も取り入れよう。既に十分に頑張っているから、一服しながら心地よい時間を持とう。

薬草 生姜、クズ、御種人参

【雷】モード

とてもまじめで用意周到、物事を完璧にこなすタイプ。その分、疲れて「気」の巡りが弱ると、ささやかなことで落ち込んだり、イライラすることも。お腹が張った感じや、目の充血が出たら肩の力を抜くように意識を。他者より努力家なので、頑張りすぎに注意。

養生 責任感や向上心が強いのは長所だが、自分を追い詰めすぎないように。一人で安らぐ場所で、羽休めを。ストレッチなどでからだをほぐし、穏やかになれるアロマ（ハッカなど）や、柑橘、セロリが合う。

薬草 カキドオシ、茉莉花

【満月】モード

体力がしっかりあるアグレッシブなタイプ。食欲もしっかりあるが、食べすぎると胃もたれが起こる。もし、便秘になりがちで、お腹がすっきりしない場合は、腹八分目にして、消化にやさしいものを。食生活が乱れがちな時期には、断食などのリセットも良い。

養生 食事のリズムや量をなるべく安定させ、早食い、ながら食いに気をつけること。十分な睡眠と休息も忘れずに。時々、簡単な断食や減食を取り入れると、からだのリセットができるのでおすすめ。

薬草 グァバ、ハブソウ

【雪】モード

わりと冷静で穏やかなタイプ。時々手足は冷たく、腰痛になることも。顔色は少し青白い感じで、からだを動かすのがあまり好きではないかもしれない。とにかく、からだを中からも外からも温めることをどんどん取り入れよう。

養生 入浴はシャワーだけで終わらせずに、夏でも湯船でじわっと汗をかくくらい温まろう。冷たい飲食物もなるべく避けて、常温か温かいものを選び、エスカレーターより階段を選ぶなど、体を動かすようにしてみよう。

薬草 大和当帰、ナツメ、

月の満ち欠けと薬草

月と植物、人間の関係も、
一ヶ月の中で移り変わっていきます。
経験から伝承されている変化をまとめてみました。

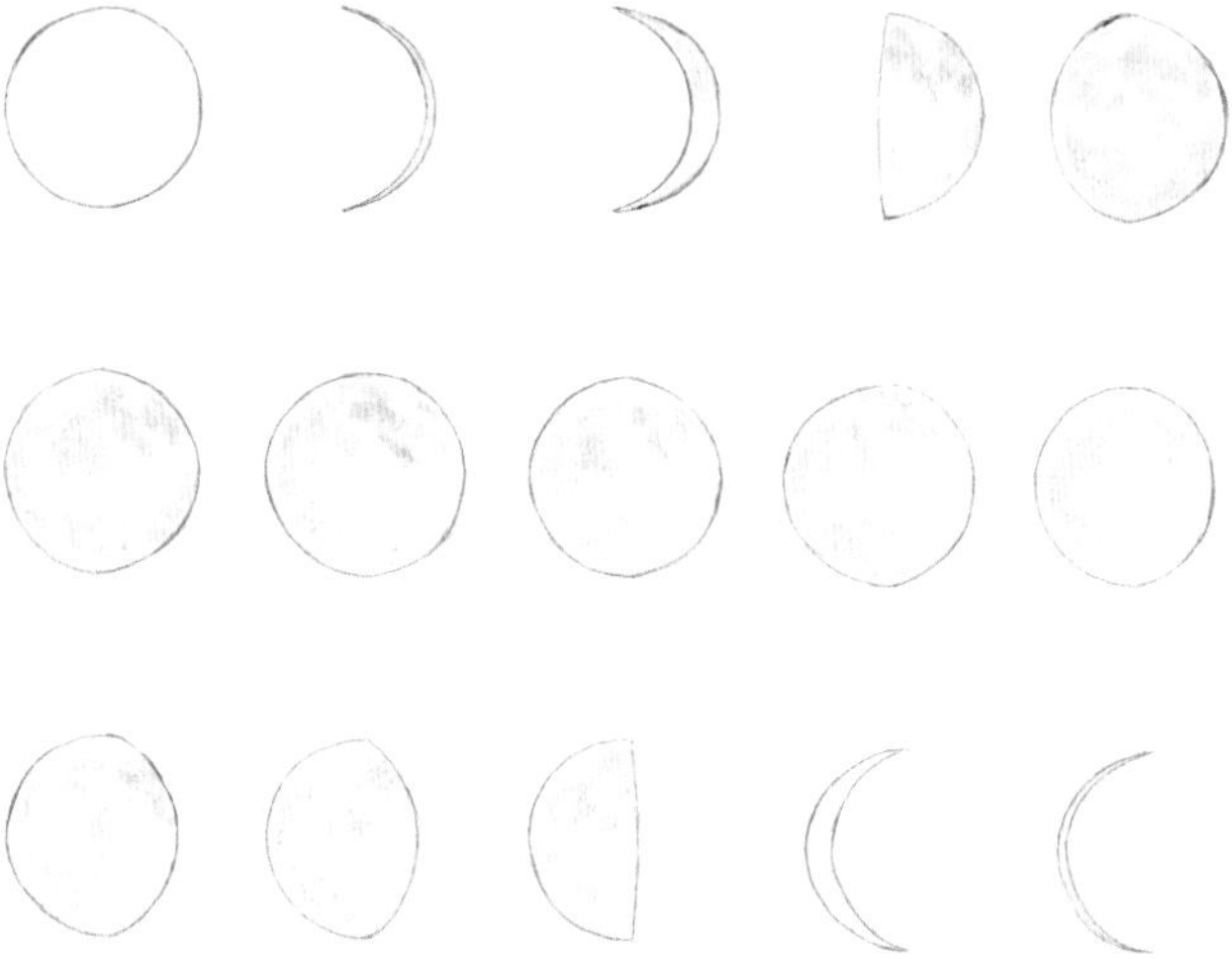

【新月】

人 始まりと浄化の日。気持ちをリセットして、新しい目標・を立ててみるのが良い時期。昔から浄化に用いるカキドオシや月桃などがおすすめ。

植物 水分が地下に集中し、芽や茎・葉の成長が早い。この時期に収穫した実は、味が濃く、傷みにくい。新月から満月にかけて葉物野菜や実のなるものを植えると良いとされる。

【上弦〜満月】

人 吸収・成長していく時期。学んだり、挑戦したり、目標に向かって頑張るのが良いと云われている。ヨモギやナツメなどでパワーチャージがおすすめ。

植物 種まき（特に果菜や穀類、豆類）はこの時期に行うと、根量が増えて良い。果菜類がみずみずしく、食感が良くなる時期なので収穫すると良い。

【満月】

人 心身ともに充実する実りの時期。感情が高ぶったり不安定になりやすいので、ハマナスやイチジクのように心を満たしてくれるものが合う。

植物 地上部の花や葉の水分や糖度が上がり、葉や花の成長が早い。この時期に収穫するとみずみずしいが、多少傷みやすいと云われている。害虫たちが産卵・孵化しやすい時期なので除虫・防虫を行う。

【下弦〜新月】

人 解放やデトックスの時期。部屋を片付けたり、悩み事を手放してみるのも良し。スギナや緑茶などがおすすめ。

植物 根・根茎類など貯蔵するものは下弦の月に収穫するのが良い（病害虫の被害が少ない傾向）。移植・定植はこの時期に行うと根付きやすい。葉物の種は二十六夜あたりにまく。

2章
薬草を使った飲みものと料理

薬草茶を飲む

薬草は自分のからだに合うものを選んだり、季節の養生になるものを選んで使います。身心と薬草・薬効のペアリングが大切ですので、1章で見えてきたからだのモードを元に植物を選び、様々な薬草茶の淹れ方で楽しんでいきましょう。

お茶の時間があると、気分や空気のスイッチが切り替わります。仕事場に到着し、まず始業前にお湯を沸かしてお茶を淹れると、移動で上がっていた呼吸や体温が穏やかに整っていき「今、ここ」にフォーカスできます。夕方や夜に「疲れたー」と誰かがぼそっと言ったり、溜息をこぼしていたら、「お茶でも淹れましょうか」と、ささやかな一言を発すると和が生まれます。淹れる人も、飲む人も幸せになる。

人間は1日に7~8杯ほど飲み物を飲むと言われており、それが美味しいお茶だったら、誰かと飲むお茶だったら……私たちは日々、心地よい小さなラグジュアリーなご褒美時間を過ごせますし、心身だけでなく周りとの関係性も自然と整っていきます。

「喫茶去《きっさこ》」という唐の禅僧・趙州従諗《じょうしゅうじゅうしん》が残した言葉は、現代では「まぁ、お茶をどうぞ」といった意味で使われています。どんな人が相手でも、どんな場でも、別け隔てなく、深く考えすぎず、お茶を淹れる・味わうという行為を行うことが大切だなと思います。

お茶を淹れるのは、とっても簡単！　お湯か水と茶葉を合わせるだけです。キッチンでなくても、どこでも、どなたでもできちゃいます。茶葉を作るのも、想像以上に簡単です。摘んで水洗いして、干すだけ。昔は初夏に各家庭が一年分の茶用の薬草を家の軒先に干していました。家庭によって遺伝などにより体質の傾向が異なるので、違う植物が干されていて、今でも富山や岐阜の一部の山里でそんな風景が見られます。手作りの方法もお伝えしますが、何℃で乾燥・焙煎しよう、収穫の時期やカットの大きさで味が変わる……などの試行錯誤を乗り越えてきた市販の茶葉たちを購入するのも楽しみの一つ。

現在の「お茶／ティー」はかなり多様になった印象を受けます。日本では元々はシンプルにお湯で抽出するのが主流でしたが、世界を見渡せば牛乳で煮出したり、お酒や甘味や卵を加えたり。ミクソロジーという混ぜることを実験的に行うドリンクの世界も現れ、トムヤンクンをベースとしたカクテルなどが登場してくると、もはやお茶、モクテル、カクテル、スープといった境界線がどんどん融合しています。クリエイティブなレストランのコースでは、お料理一皿に対して一種類の創作ドリンクが出される、ペアリングがノンアルコールでも増えたり、楽しい限りです。お茶の世界は、まだまだ可能性がある。

まずは基本の淹れ方をご案内しますので、どんどんアレンジしてみてくださいね！

1 茶葉を作る

乾燥する

「おばあちゃんがドクダミ茶を作っていた」という記憶がある方もちらほらいらっしゃるのではないでしょうか。昔々は、各家庭で自分たちのお茶を作っていました。基本は干すだけですので、やってみると簡単です。ぜひ、作ってみましょう。

【材料】
・お茶に向いている薬草　適量
ヨモギ、スギナ、ドクダミ、カキドオシ、赤紫蘇などがお手軽です。

❶ まずは植物の地上部を刈り取ります。少し残しておいてあげると、来年以降も生えてきてくれます（ビワなどの大きな葉の場合は、葉っぱだけを摘むことも）。

❷ 水洗いをして土やゴミ、虫などを除き、傷んでいる葉っぱや、卵のついた葉っぱなどは外しておきます。十分に水気をきり、清潔なタオルなどで軽く拭き取ったら、茎についたまま花束のように輪ゴムや紐で束ねます（葉っぱのみを収穫した場合はなるべく重ならにようにザルなどに広げます）。

❸ 束ねた方を上にして、日光の当たらない風通しの良いところで干します。湿度や温度によって乾燥する日数が変わりますが、3〜7日ほどで茎がパキッと折れ、葉が指で粉々に潰せるくらいしっかり乾燥すれば完成！

❹ 粗刻みにすると保存の時に便利です。ハサミなどでティーポットに入りやすいくらいの大きさにざくざく切ります。茎と葉を一緒のお茶にするか、それぞれ別にして保管するかはお好みでどうぞ。

メモ
・太陽に当てると早く乾きますが、日向臭という独特の乾物っぽい匂いがつくので、草花の場合植物そのものの香りが活きる日陰干しがおすすめです。
・植物によって摘む時期が異なります。ヨモギは初夏などに、ドクダミは蕾がついて花が咲き始めた頃が良いと云われています。成長しすぎると苦味や雑味が増えるものは若いうちに収穫し、成長しても美味しく飲めるものは、初夏から夏にたくさん茂っている時期を選ぶとたくさん収穫しやすいです。
・梅雨時期などは1週間経っても十分に乾かないこともあります。その場合は、ストーブや除湿機を使うなどの工夫も。できれば晴れの日が続きそうなタイミングを狙います。

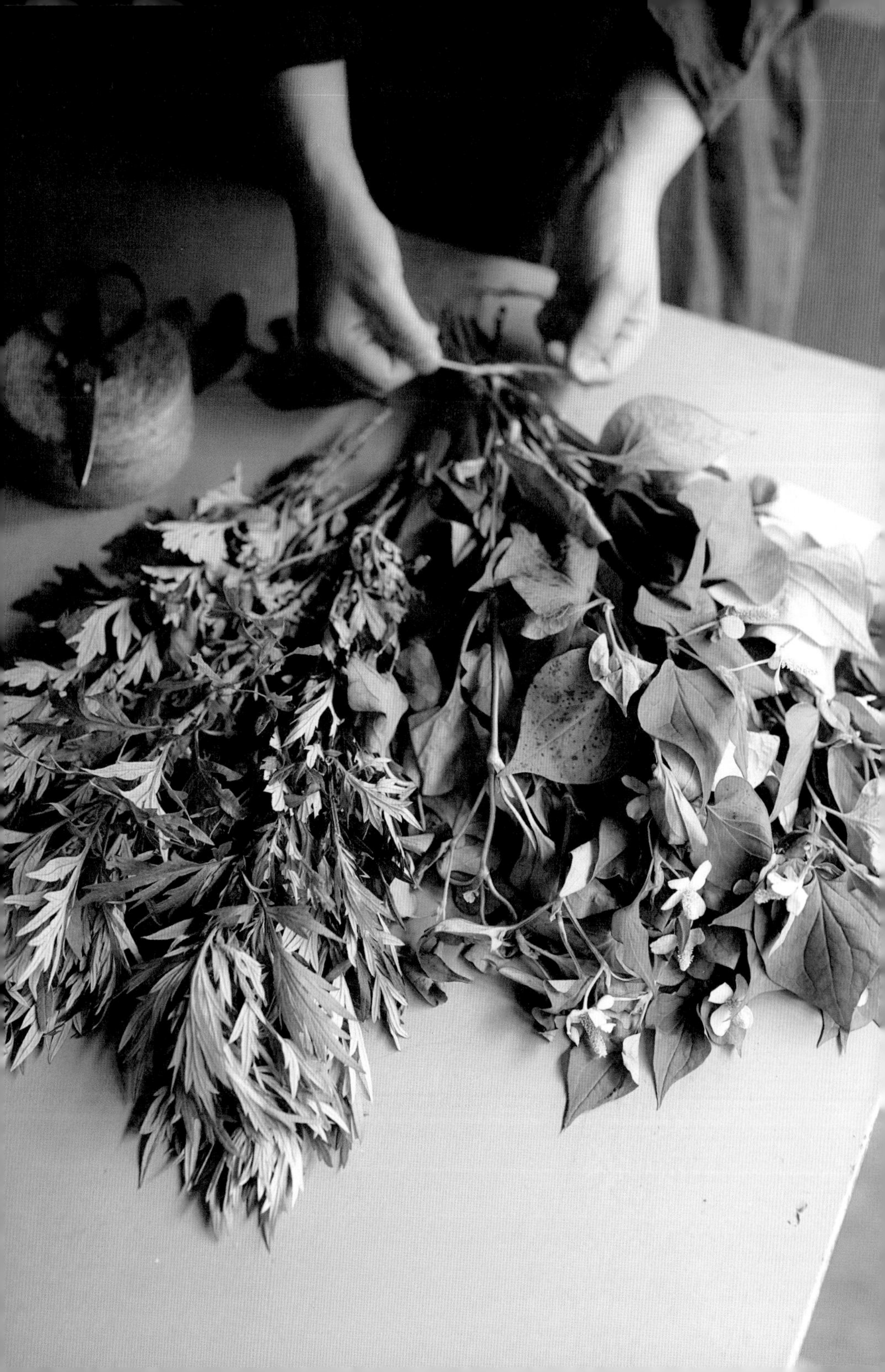

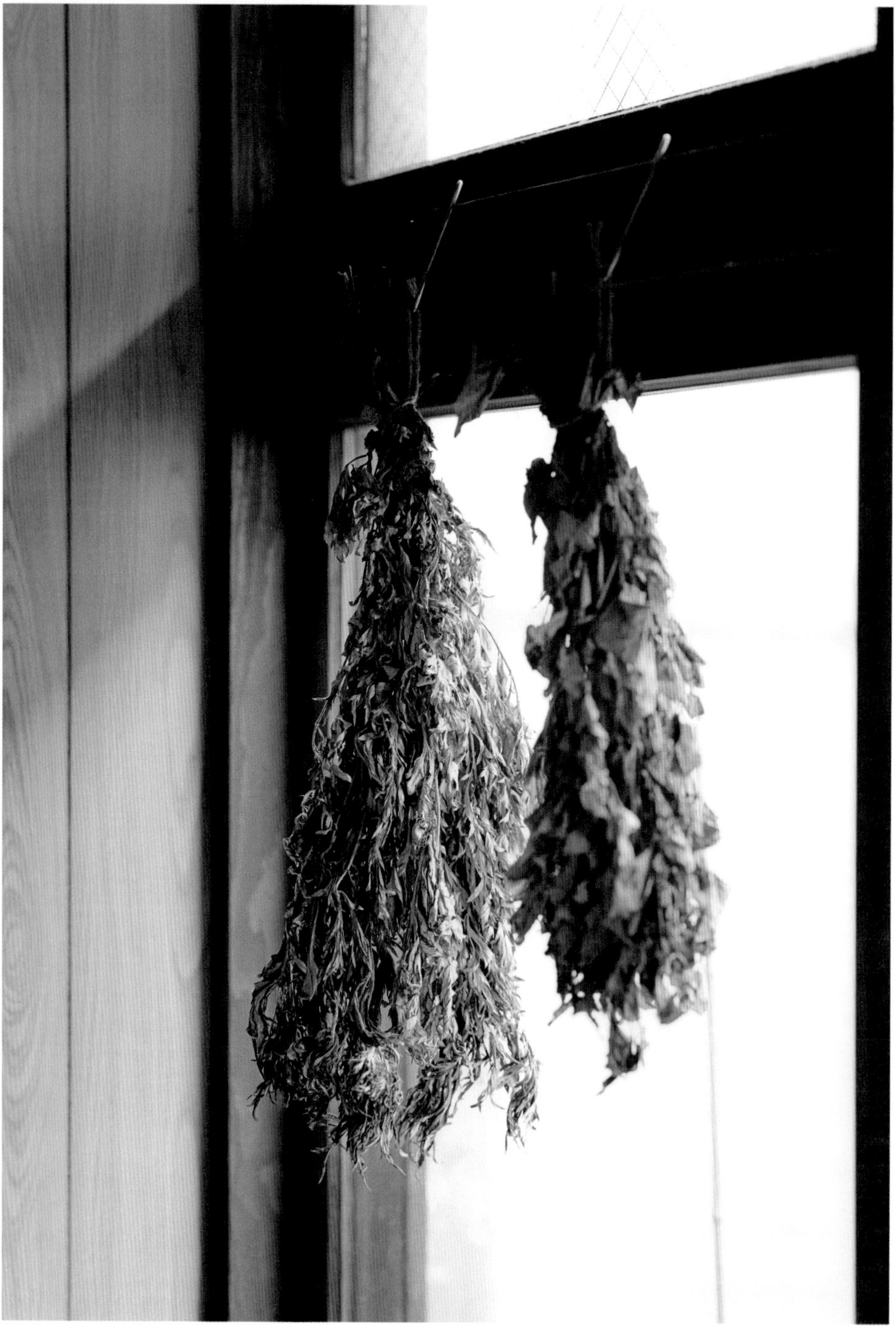

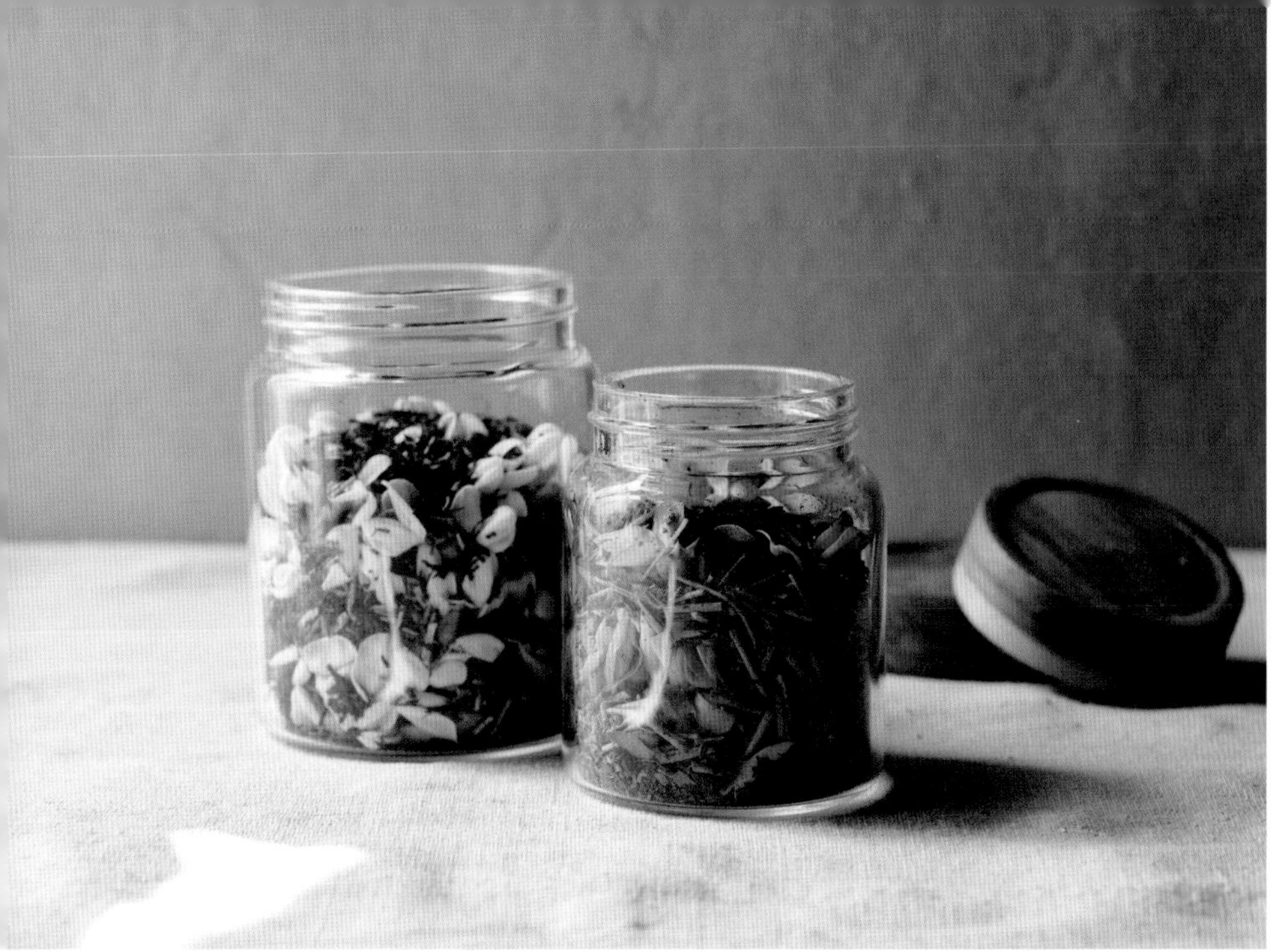

香りを着ける

緑茶にジャスミンの花の香りを移したジャスミン茶など、天然の植物の香りを茶葉に合わせる「着香」も、お茶の楽しいアレンジの一つ。何度も何度も花を入れ替え、かなりたくさんの花を使う贅沢なお茶です。

作りたい茶葉の重さの半量ほどの花を摘み、虫がいないことなどを確認しつつ、密封容器に茶葉と花を入れて全体に行き渡るように軽く混ぜ、一晩ほど寝かせます。

翌日、花を取り出し、茶葉は少し乾燥させてからまた新しい花を同量加えて……というのを何回も繰り返します（高級ジャスミン茶は7〜8回着香します）。

花は開花すると香りがどんどん飛んでいくので、できれば咲きかけか、摘んで茶葉と寝かせている間に開花するくらいのものがベスト。

取り出した後の花は、少し香りが残っているので、そのまま別で乾燥させて着香後の茶葉に混ぜても綺麗です。おすすめは金木犀や茉莉花などの香りが強くてたくさん咲くタイプ。今回はハリエンジュと藤の花を使いました。

焙煎する

「お茶を淹れる前に、軽く火を通すと香ばしくて美味しいのよ」そう教えてくださったのは、島根県弥栄村のおかあさんたちでした。その地域では、マメ科のカワラケツメイを日常的に飲んでおられます。事前に焙煎もしてありますが、飲む直前にもフライパンや鉄鍋などでさっと火を通して香ばしい煎った香りを蘇らせ、美味しく淹れていらっしゃいます。

ご家庭では、油気のないフライパンなどで炒ります。茶葉を入れて火にかけ、温まってきたら弱火にして軽く振りながら焦げないように火を入れます。香りや焼き色などを目安に仕上がりを確認したら器に取り出して、余熱で火が入りすぎないように。

今回は、伊賀焼の焙烙《ほうろく》という、茶葉や珈琲豆などを焙煎する道具を使いました。写真のように、上に空いた穴から焙煎したいものを入れることができます。直火で加熱し、時々揺すりながら香ばしい香りが立ってきたらお好みのタイミングで火から下ろします。取っ手のところが空洞になっていて、取っ手の先端をお皿などに向けて下げると、シャッと焙煎したての茶葉たちが出てきます。

・葉（浅煎り）

香ばしい香りが立ち始めたあたりで止める

・実や豆（深煎り）

浅煎りよりも長めに、ダークブラウンの焼き色になるまで煎る

多くの茶葉は焙煎することができますが、特に向いているのは番茶やハトムギ、黒豆などの穀類・豆類、ハブソウなどのマメ科の植物などです。イチジク茶も青臭さを少し抑えるように浅煎りにすると美味しくなります。

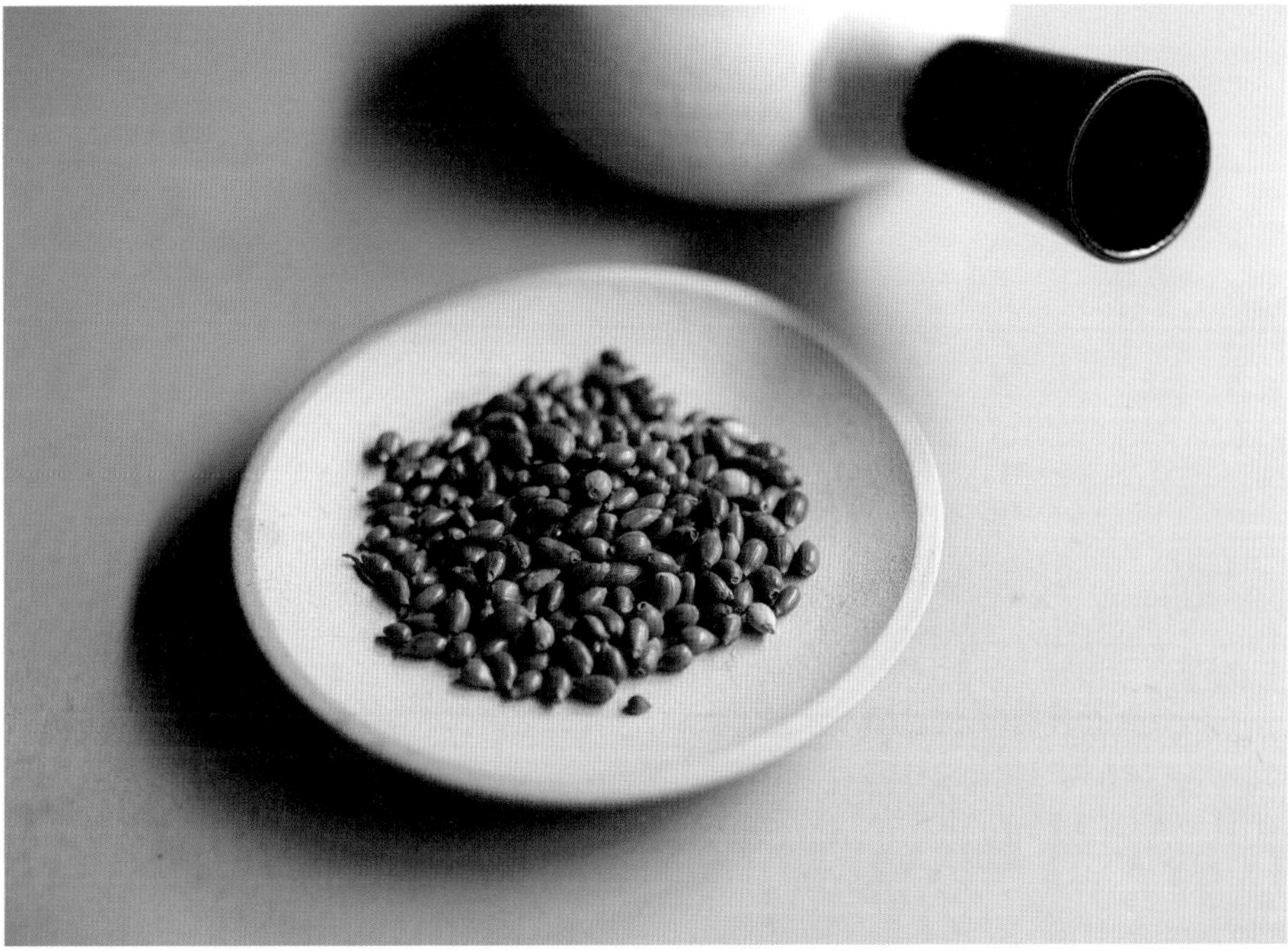

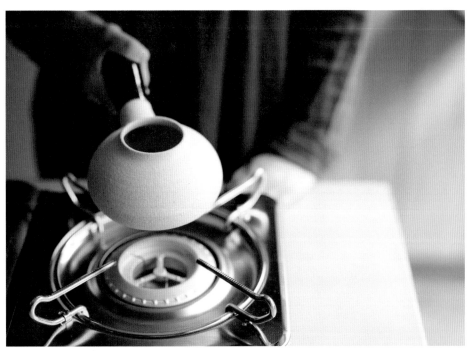

ブレンドする

ブレンドティーは、たくさんの種類を混ぜるタイプと、2〜3種類のブレンドでシンプルに仕上げるタイプがあります。それぞれ特徴があり、数十種類など多くの素材をブレンドするものは、薬効も味もマイルドになり万人向けのものになります。数種類の少数精鋭ブレンドでは、素材の個性が引き立つため、自分の体質や好みに合わせてブレンドしないと、冷え性の方が身体を冷やすお茶を飲んでしまう……といったミスマッチが起こる可能性がありますが、うまく当てはまればしっかりと養生できます。

ブレンドティー作りに挑戦する時は、まずは2種類から挑戦してみましょう。まずは単体で飲んでも美味しいお茶をメインに選び、サブを半分以下の量でブレンドしてみてください。例えばヨモギに生姜を混ぜるなど気軽に始めてみてください。

素材の組み合わせの例として、2種類のブレンドをご紹介します。

・似た薬効や共通の風味でまとめる

クロモジ＋生姜＋ベニバナ

比較的からだを温めるタイプの薬草でまとめてみたブレンドです。クロモジはスパイシーさがほんのりあるので、生姜の辛味とも相性が良いです。ベニバナは彩りが良く、まろやかな味わいで全体を調和してくれています。

・名脇役が薬効を高める

ヨモギ＋スギナ＋陳皮

スギナは単体だと利尿作用がありますが、ブレンドをする時にはとても素晴らしい働きをしてくれます。少し混ぜると、他に入っている薬草たちの薬効を高めてくれるという伝承があります。スギナに含まれるケイ素が生物学的活性を促すためでしょうか。今回は、その物語に則ってヨモギの温める力をスギナで加速させ、陳皮（みかんの皮）が気を巡らせてくれるので全身に行き届いてくれるようにとブレンドしたものです。

メインのヨモギを他の薬草に変えても楽しいですよ。

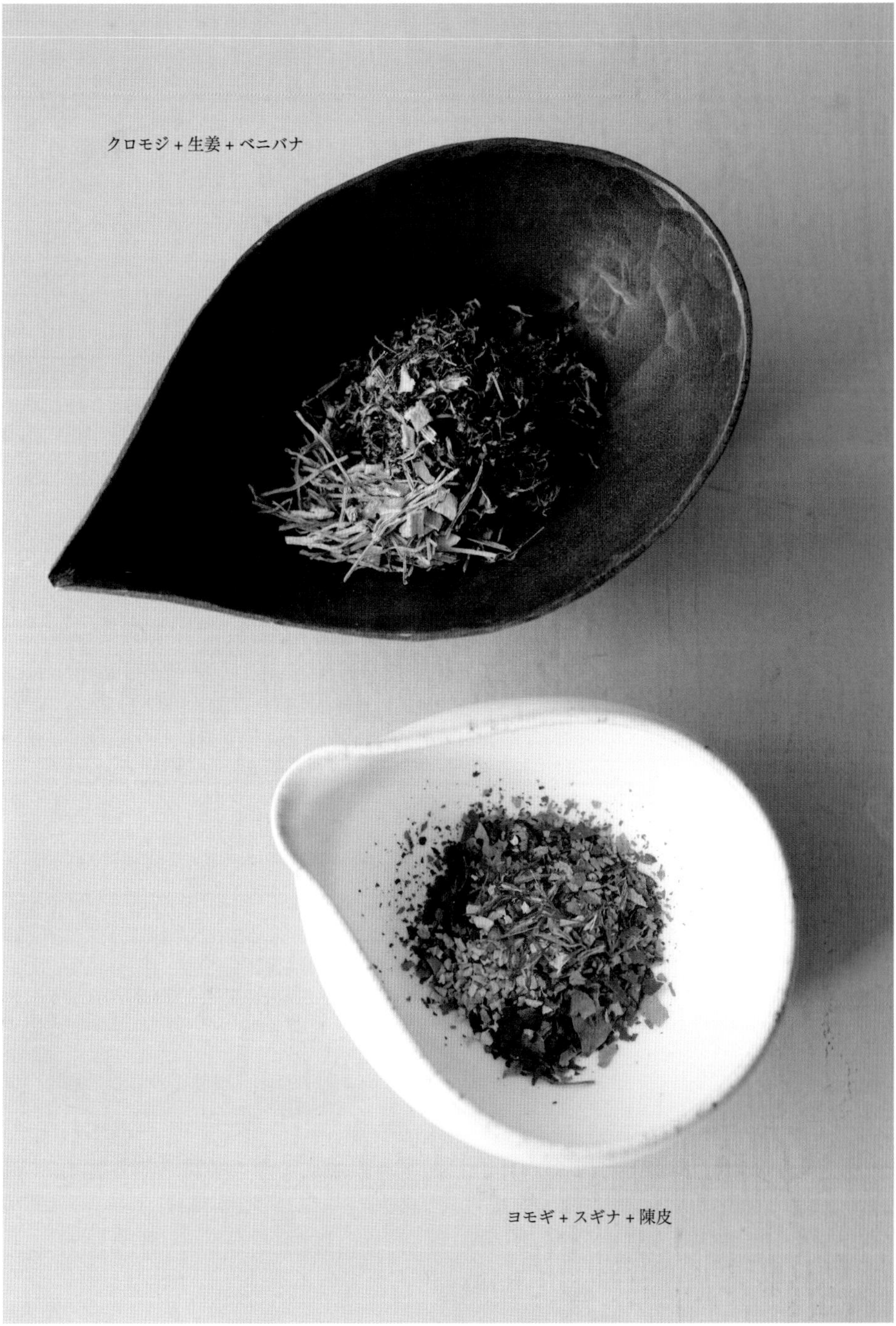

クロモジ＋生姜＋ベニバナ

ヨモギ＋スギナ＋陳皮

2 お茶を淹れる

さぁ、お茶を淹れましょう。
日々のからだに、ごほうびの癒やしを。
その日の体調や気分に合わせて、お茶を選んで、
ゆっくり淹れて、味わう。
呼吸も少し深くなる、やさしい時間が、
毎日を少しずつ満たしてくれる。

仕事、勉強、家事に、家族や仲間との交流にと、やるべきこと・やりたいことが尽きませんね。日々のルーティンの中に「お茶を淹れる・飲む」というたった10分の休息があると、時間や気持ちに緩急がつき、頭の中の嵐も落ち着き、より集中できるようになります。

そして、ついつい後回しになってしまう自分のからだのことですが、何のお茶を飲もうかと決める時に、一度自分のからだが欲している味や薬効に意識が向くので、良いメンテナンスになります。「今日は暑くて火照るから和ハッカにしようかな」「胃が疲れているから生姜を足そうかな」「あの人、落ち込んでいるから茉莉花茶を淹れてあげようかな」……そんなからだを愛おしむ時間があると自分の心身も、周りの人間関係も、少しずつ調っていきます。

お茶は、お湯かお水を茶葉に注ぐだけでできるので、いつでも、だれでも、すぐにできる一歩目の養生。最初は様式などの細かいことは気にせず、どうぞ楽しいティーブレイクを。

今回は、薬草茶、野草茶と呼ばれる在来種のハーブティーを美味しく淹れる基本の方法を4種類お伝えします。写真はすべて月桃茶で淹れていますので、抽出方法によるお茶の色の違いなども見てみてください。

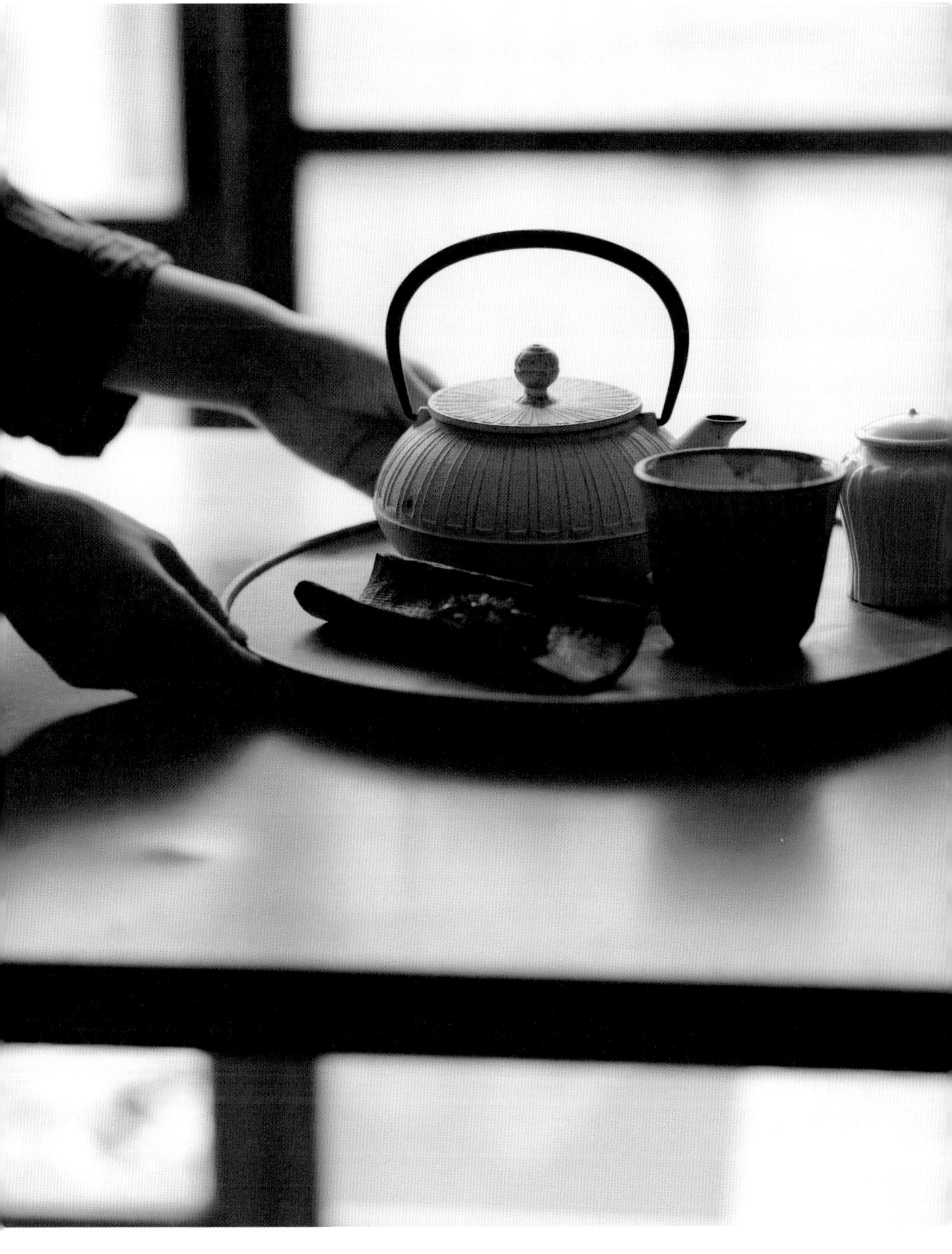

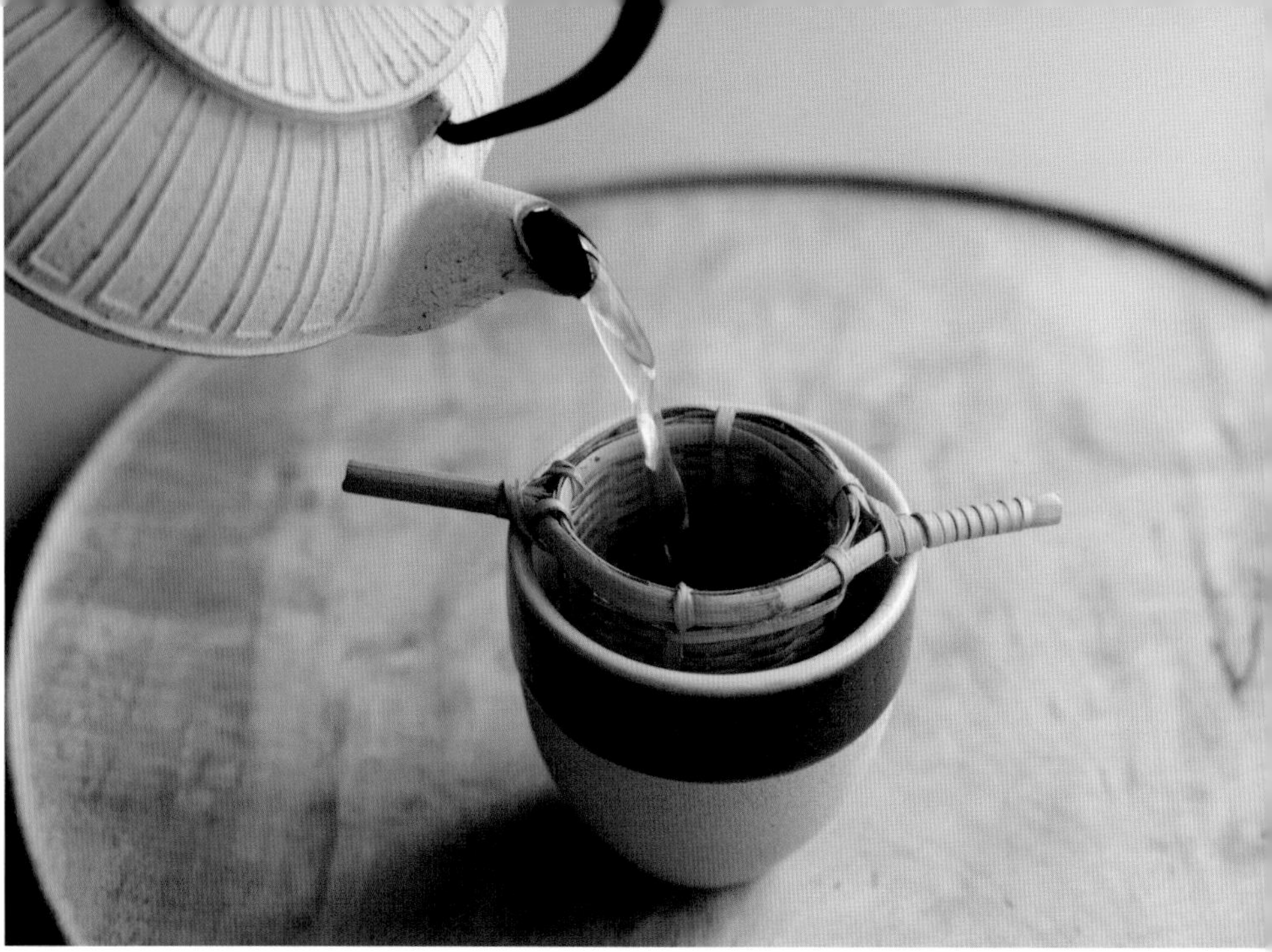

基本のお湯出し

【材料】1人分（ティーカップや湯呑み1杯分）
・茶葉　ティースプーンに山盛り2/3杯〜2杯
・熱湯　120〜140㎖

いつも緑茶や紅茶を淹れる時と同じように、お湯を注いで数分蒸らす方法。一番早く抽出できます。

ティーポットなどに茶葉を入れて約100℃の熱湯を注ぎ、蓋をしてリーフの場合は3〜5分ほどゆっくり蒸らします。葉っぱのお茶は3分以上、種や実、根、枝などがメインであれば5分以上から試してみてください。ノンカフェインのお茶は熱湯で長時間浸けっぱなしにしても苦さや渋さが出すぎて失敗することも少ないので、ご安心ください。ヨモギのように苦味が強いもの以外は、浸けっぱなしにすることも。ものによっては二煎目も楽しめますよ。抽出後の蓋についた水滴にも植物の香りがとじこめられていますので、水滴はポットの中に落とし込んでお召し上がりください。

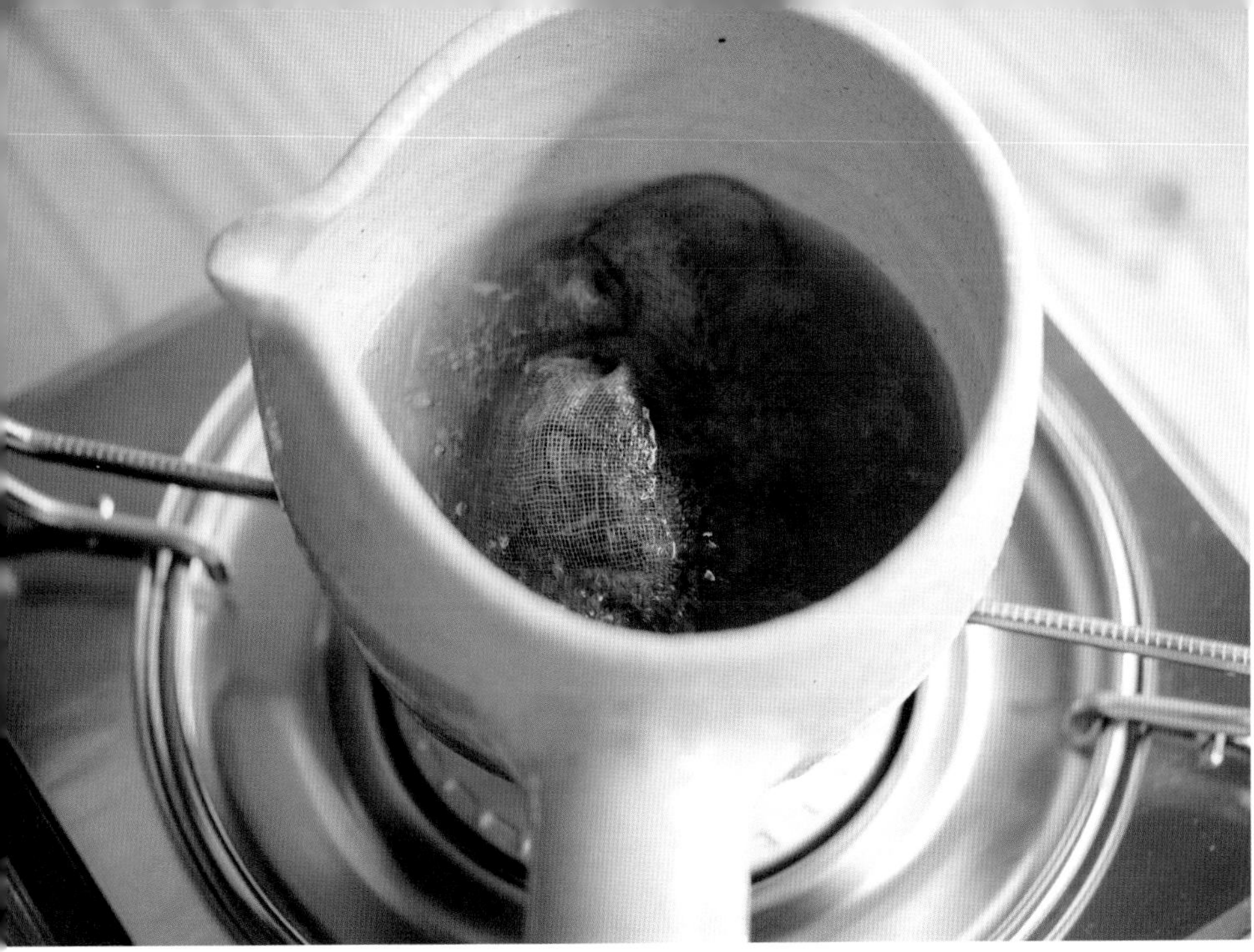

基本の煎じ方

厳密には、薬草の種類やブレンドによって水の量や抽出時間が変わります。

【材料】 1人1日分
・茶葉　大さじ3杯（葉っぱのお茶の場合は約3g）
・お水　600㎖

弱火で数十分ほどくつくつ煮込むという、薬草茶らしい飲み方です。濃縮タイプなので、お湯出しでは出なかった味や効能を密にいただけます。お子様の場合、年齢によりますが大人の量の¼〜½程度を渡します。特に月桃茶は、煮出すことで桃のような甘い風味が出てきて、私は大好きです！

小鍋に茶葉とお水を入れて火にかけ、沸騰したら弱火にして煮出し、抽出液が半分くらいになるまで煮詰めれば出来上がり。火にかけている間に蓋はしません。基本的には1〜2日分を作り、2日以内に飲みきります。1日3食の食前や食間に飲むと良いとも云われていますが、他のタイミングや回数でも絶対ダメということはありませんので、生活やご自身の体調に合わせてどうぞ。

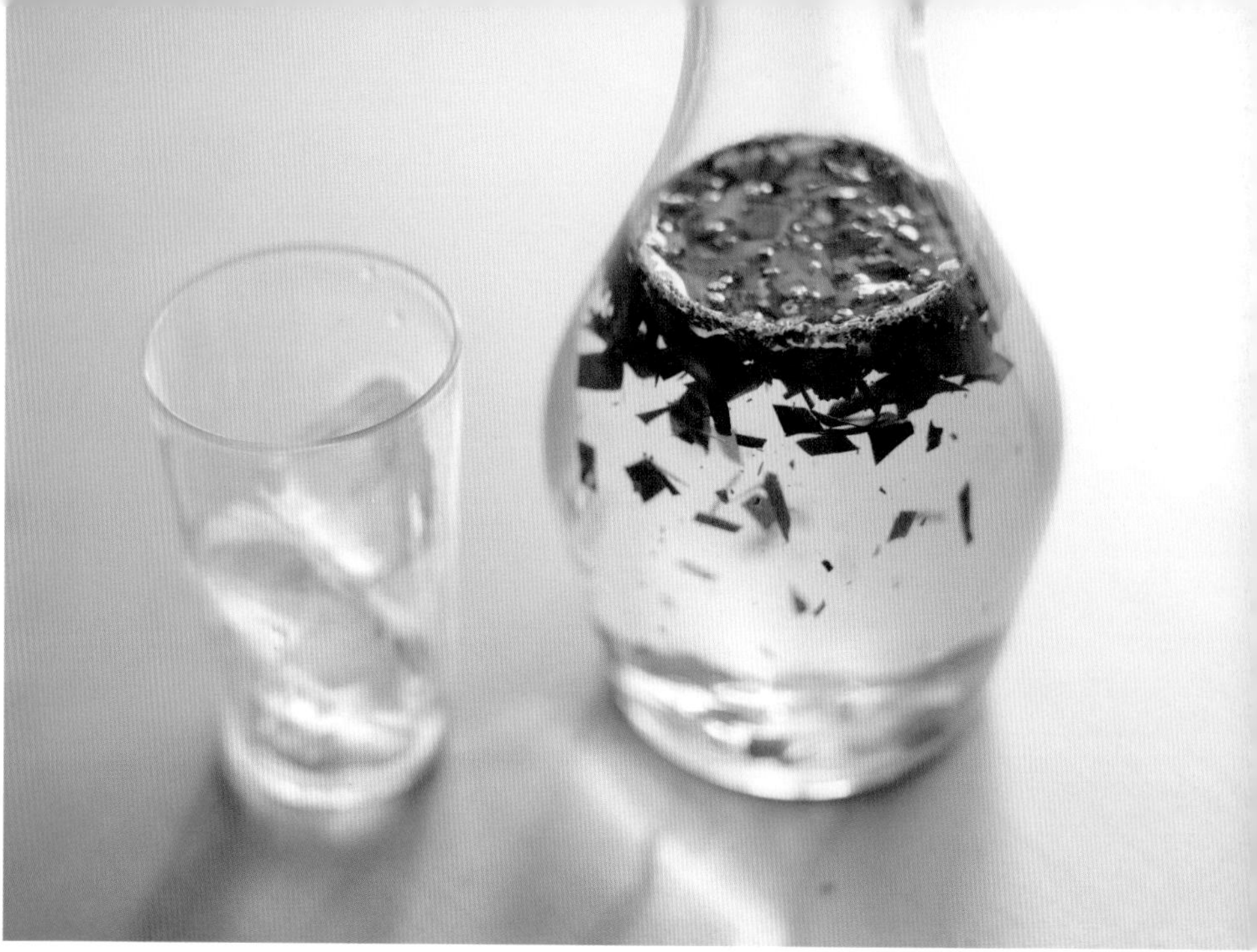

基本の水出し

【材料】 1ℓ分

・茶葉 大さじ4杯（葉っぱのお茶の場合は約4〜5g）もしくは1カップ用のティーバッグ4個

・水 1ℓ

一番簡単で、時間をかけてまろやかに仕上がる淹れ方。お湯で急速に出すよりも、香り高く清らかに、優しい味わいに仕上がります。時間は、一つの調味料。

ボトルやカラフェに茶葉を入れてお水を注ぎ、冷蔵庫で半日以上寝かせると出来上がりです。寒冷な時期は常温で出しても大丈夫です。寝る前に作れば、次の日の朝からすぐに飲むことができますよ。味が決まったら茶葉を取り出してもOK。なるべく1〜2日で飲みきってくださいね。珈琲や紅茶、緑茶などの水出しもできますよ（茶葉・珈琲豆の量は変わります）。昆布や鰹節を水出ししたお出汁も美味！

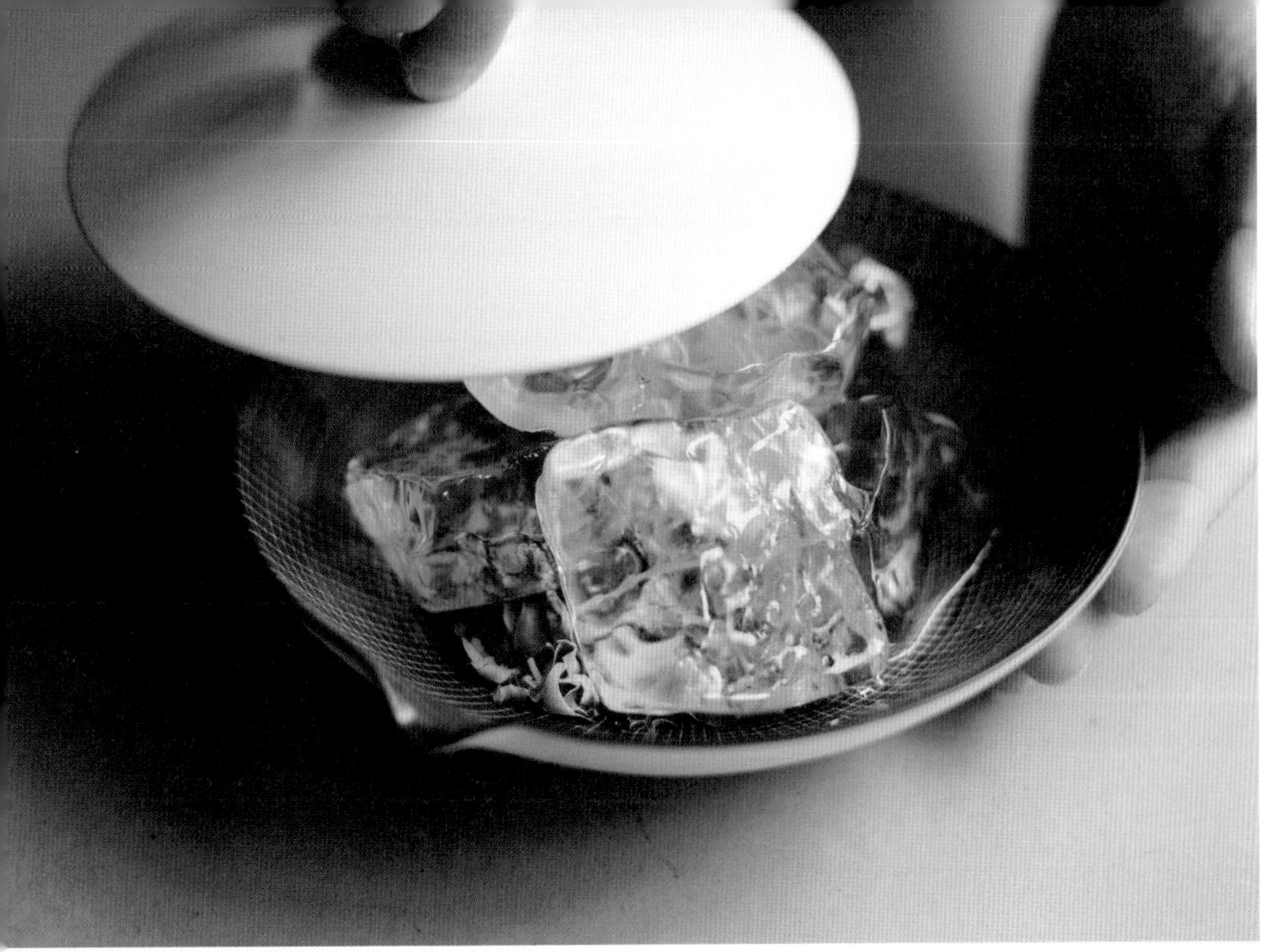

至極の氷出し

【材料】1人分
・茶葉　3g
・氷　150〜160g

約0℃の氷点でじっくり抽出する方法。精油のような清らかで芯のある香りが宿り、甘みや旨味も出やすい極上の飲み方。植物の風味が凝縮されているので、がぶがぶ飲むというよりも、ぐい呑みくらいの少量をゆったりいただきます。

茶葉を器に入れて、その上に氷を乗せます。ゆっくりと時間が氷を溶かしていき、季節によりますが、1〜2時間ほどたって小さい氷が少し残り、ほぼ溶けたくらいになれば完成。器に注いで召し上がれ。

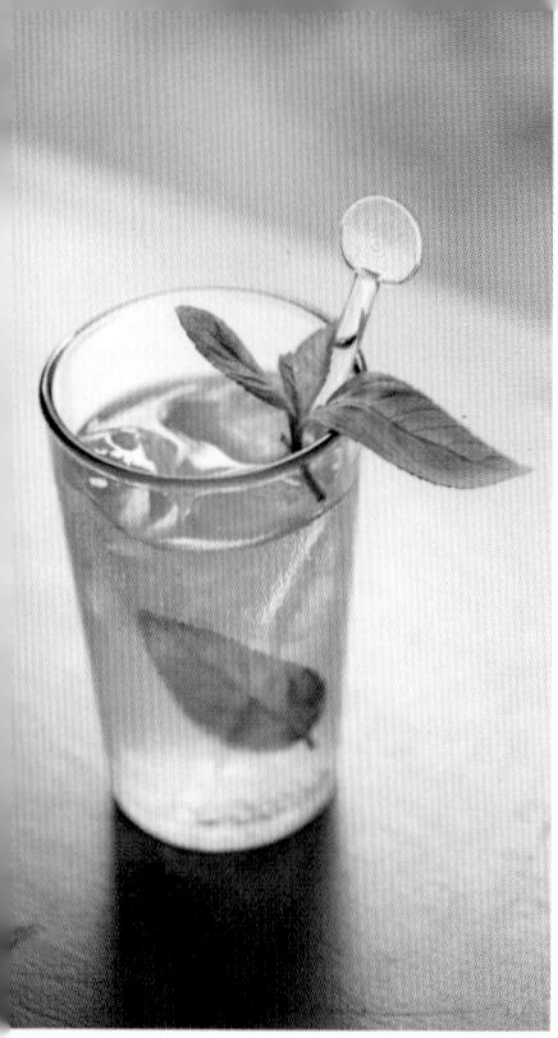

コーディアル

暑い日には、ひんやりした甘みと酸味が恋しくなる。そんな時にはコーディアルを作っておけば、すぐに美味しい栄養補給ドリンクが出来上がります。

コーディアル（Cordial）とは、からだを活気づけて、滋養強壮をもたらすもののこと。古くは心臓に良いブレンドした医薬品の飲みものを指しましたが、英国文化圏では、ハーブや果物を漬け込んだ濃い甘いノンアルコール飲料をコーディアルと呼び、水で薄めて味わいます。

アレンジとしてソーダ割り、お湯割り、ミルク・豆乳割り、牛乳羹にかけるなど、いろいろと楽しめます。1〜2週間で飲みきれる量を作るのがおすすめです。

温活！ハマナスのコーディアル

【材料】作りやすい分量

・水　250mℓ
・きび糖　200g
・ハマナス（乾）　8g
（バラの花弁で代用可）
・ベニバナ　3つかみ
・肉桂の葉　1枚
（月桂樹の葉やシナモンで代用可）
・レモン汁　25mℓ

❶ 水、きび糖、肉桂の葉を小鍋に入れて沸騰させ、きび糖を煮溶かす。

❷ 沸騰したら弱火にしてはまなすとベニバナを加えて蓋をし、3分ほど煮出す。火を止めてレモン汁を加え、清潔な容器に移し替える（夏場は冷蔵庫で寝かせる）。蓋についた水滴も保存容器に入れてください。

❸ 翌日、薬草類を出して冷蔵保存します。

涼風の和ハッカコーディアル

【材料】作りやすい分量

・和ハッカ（生）　20〜25g
（なければミントで）
・水　250mℓ
・きび糖　170g
・生姜　2切れ
・レモン汁　25mℓ

❶ 水、きび糖、生姜を小鍋に入れて沸騰させ、きび糖を煮溶かす。

❷ 和ハッカを加えてさっと火が通ったら火を止めてレモン汁を加え、清潔な容器に移し替える。

❸ 翌日、和ハッカを取り出し、冷蔵保存してください。

メモ

・きび糖をグラニュー糖に変えると、すっきりした後味の透明感のあるコーディアルに仕上がります。
・シソ科は熱で香りが飛びやすいので、今回はなるべく加熱を抑えるレシピにしています。もし、長めに保存したい時は、コーディアルが熱いうちに瓶に密封してしまいたいので、ハッカを加えてから3〜5分ほど煮て、ハッカを取り出してから煮沸などを済ませた清潔な瓶に詰めます。

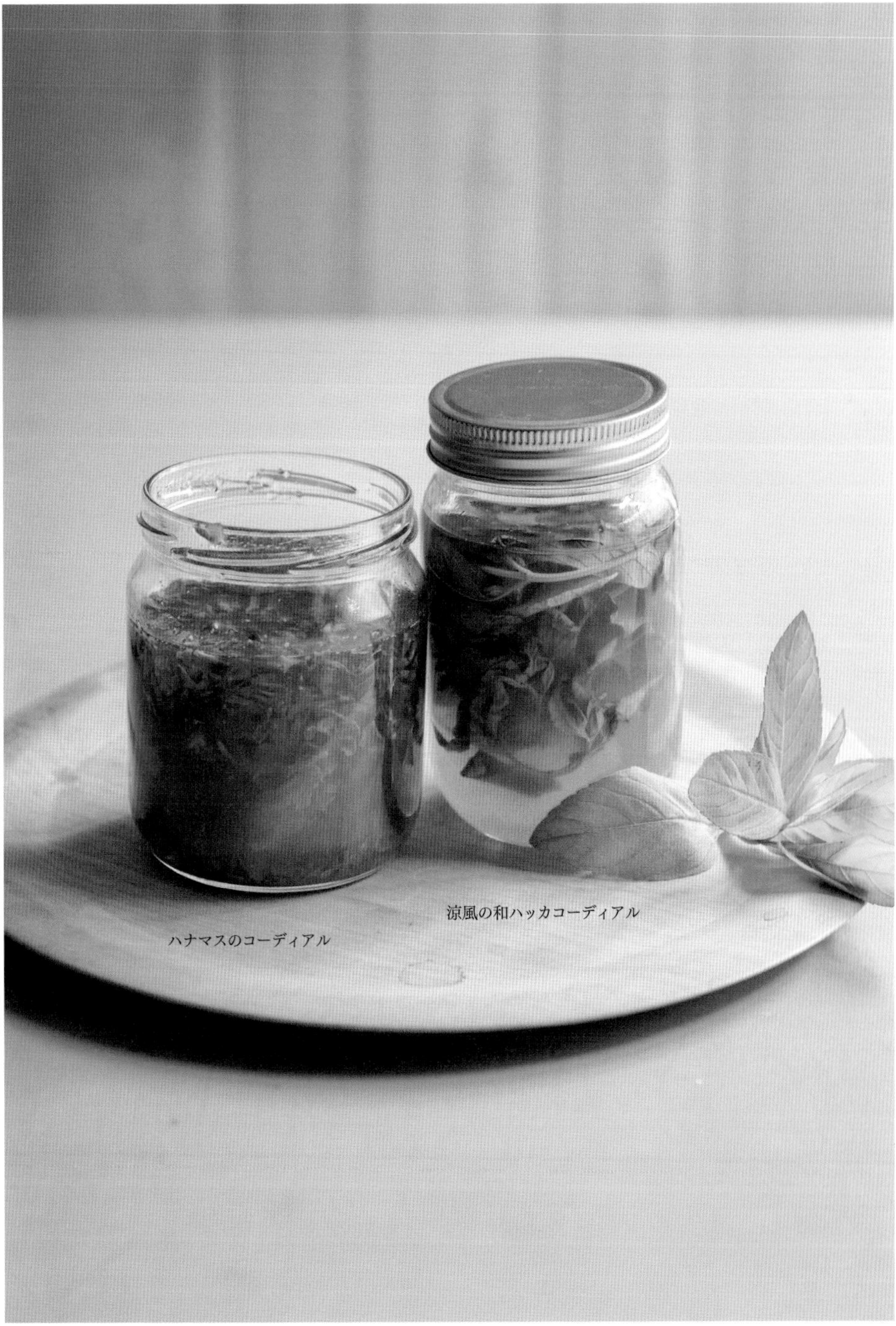
涼風の和ハッカコーディアル
ハナマスのコーディアル

アルコール抽出

植物の成分は、ポリフェノールなどの水溶性のものや、アルカロイドなどの脂溶性のものなど様々。お茶として水やお湯で抽出する場合は水溶性の成分たちが出やすいですが、アルコール抽出では水溶性と脂溶性の両方の成分を引き出します。保存性も高く、アルコールそのものの効果であるリラックスや解放感、善玉コレステロール増加などが適量を飲むことで期待できます。

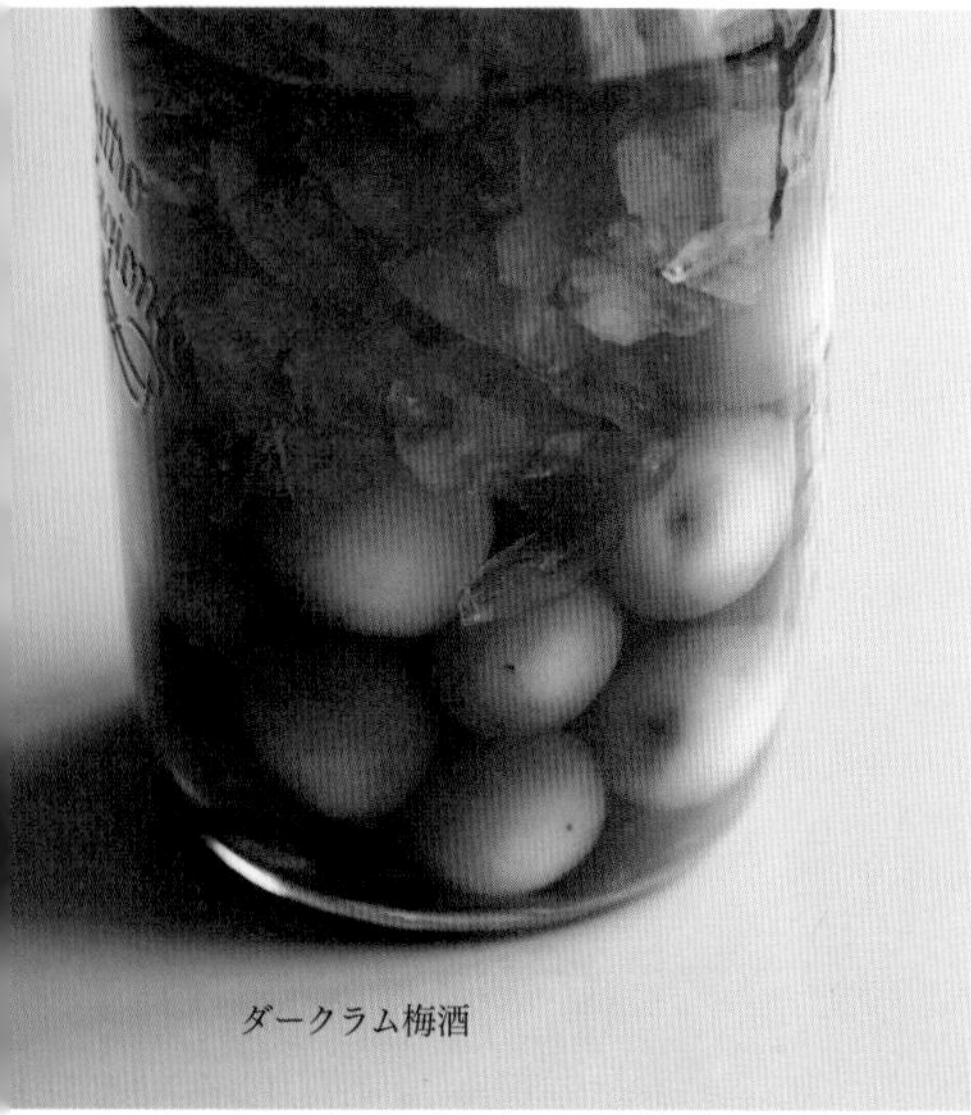

ダークラム梅酒

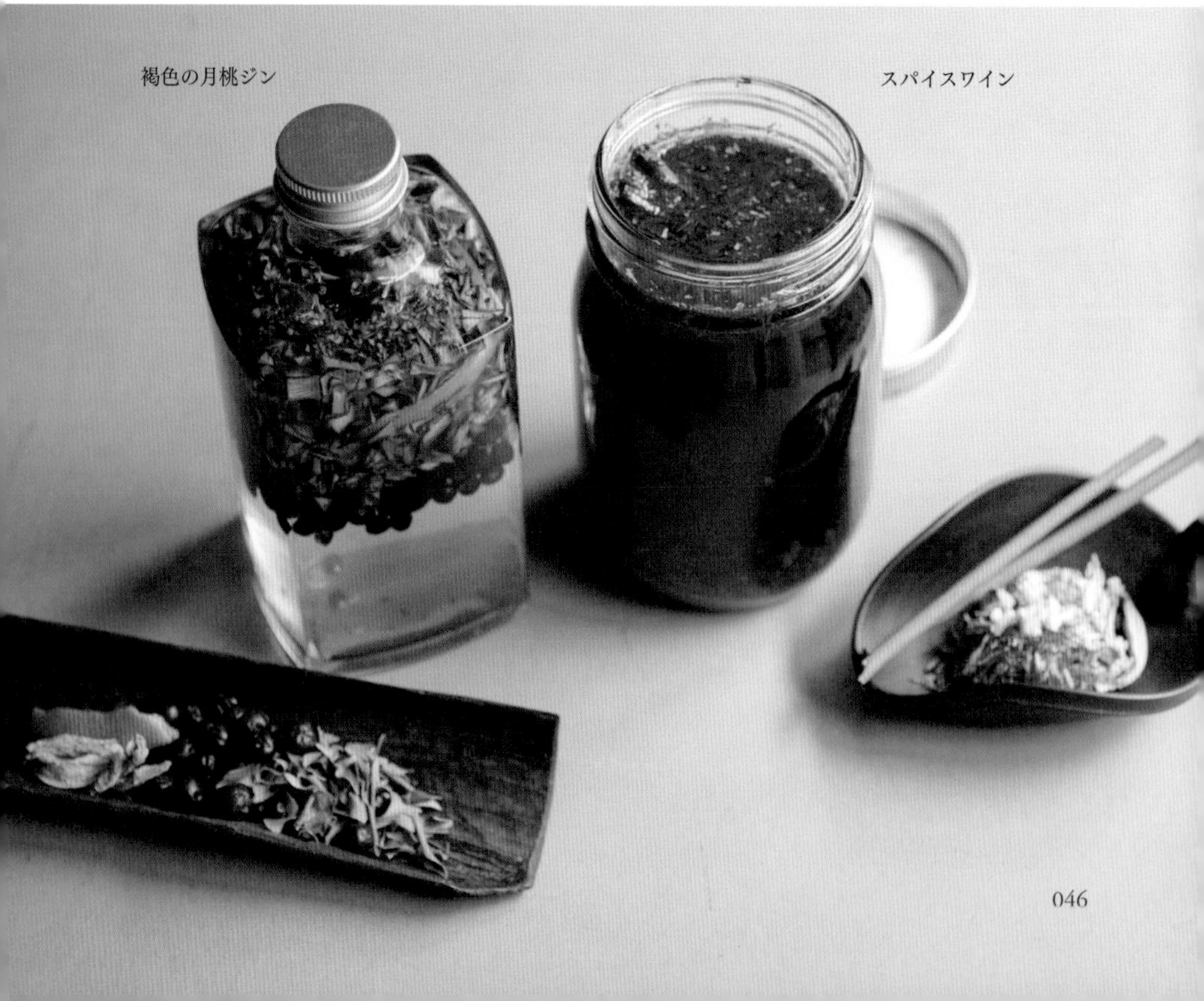

褐色の月桃ジン

スパイスワイン

ダークラム梅酒

【材料】作りやすい分量
・ダークラム1本　700〜750㎖
・青梅　500g
・氷砂糖　250〜400g

❶ 青梅はザルなどに重ならないように並べて風通しの良いところで、黄色く追熟するまで数日置く。
❷ 追熟ができたら梅の小さなヘタを竹串などで除いていく（ここが雑菌が湧きやすく、雑味の元となります）。
❸ 煮沸消毒をした清潔なボトルに梅、氷砂糖を詰めてラムを注ぎ、2〜3週間以上寝かせる。実が空気に触れそうであれば、時々振ってアルコールを実全体に回してあげると傷みにくくなります。

メモ
・2週間経てば梅酒として飲めます。数ヶ月、数年と長く漬けていくとどんどん風味がまろやかになります。
・梅酒のにごりを防ぎたい方は、漬け込み開始から半年後あたりに、梅の実を取り出してくださいね。

褐色の月桃ジン

【材料】作りやすい分量
・ホワイトリカー　350㎖
・月桃茶　8g
・ジュニパーベリー（乾）　35g
・生姜（乾）　1g
・陳皮（みかんの皮／乾）　1g

❶ ジュニパーベリーをポリ袋などに入れてタオルなどの上に置き、めん棒などで潰す。
❷ 清潔な容器に全ての素材を合わせて24時間置く。翌日の同じ時間にリカーを濾してハーブ類を除き、煮沸消毒をした瓶などの保存容器に詰める。

メモ
・ジュニパーベリーの中は少し粘りが出ますが、のんびり手で割ってもOKです。
・保存は常温保存でも大丈夫ですが、バーテンダーさんは冷凍庫で保管したりもします。氷点下でもジンは固まりません。
・仕上がりは濃い茶色になります。

スパイスワイン

【材料】作りやすい分量
・赤ワイン　375㎖
・きび糖　60g
・肉桂の枝　2本（3g）
・ベニバナの花びら（乾）　1g
・好みでユズの皮（乾）　2つかみ

❶ 清潔なボトルに全ての材料を入れてゆっくり馴染むようにかき混ぜ、蓋を閉める（砂糖が全て溶けきらなくてもOK）。
❷ 2週間ほど寝かせたら出来上がり。常温かホットでお召し上がりください。

メモ
・きび糖をはちみつ50gに変えてもOK。
・肉桂の枝がなければシナモンで代用可。
・もし早く仕上げたい場合は、全ての素材を小鍋に入れて火にかけ、沸騰したら弱火で5〜10分ほど加熱してきび糖を煮溶かし、植物の風味を引き出すこともできます。

3―茶葉を保存する

　お茶葉たちは比較的長持ちしますが、なるべく香りが飛ばないように保存して良い状態で楽しみたいところ。

　茶葉を劣化させてしまう原因は主に4つで、光と酸素と高温と湿気です。つまり、この4つを防ぐことがお茶の保存方法のコツとなります。

◎光を防ぐ
　直射日光の当たらないところに置くなど、置く場所を工夫したり、光を通さない容器や袋に入れます。

　ガラス瓶も可愛いですが、できれば茶色や青色の遮光瓶や、ブリキ缶などでの保存がおすすめです。

◎酸素と高温を防ぐ
　植物のクロロフィル（葉緑素）は酸素に触れたり高温の環境にあると酸化が進み、茶色っぽくなります。空気中の酸素を除くのは至難の業。開封するのをギリギリにしたり、よく使う分と保管する分の容器を分けるなどして、開封回数を減らすことも工夫の一つです。

　商品を作る場合は、酸素を通さない袋に茶葉と脱酸素剤を入れてヒートシーラーなどで密封したりします。

◎湿気（水分）を避ける
　水分も同様に酸化が進む原因であり、カビたちも繁殖しやすくなるので、避けたいところ。自家製のお茶の場合は、十分に乾燥させることが大切です。

　茎などは太くて乾きにくいので、茎が手でパキッと折れるくらい乾いているかを確認してから保存するのがおすすめです。高温多湿の場所を避けて風通しの良い場所で保管したり、水気を防ぐ袋に入れたり、乾燥剤も活用します。

　そのほか、たまに虫たちや卵が紛れ込んでしまっていることも劣化の原因となりますので、乾燥前に虫さんたちがいないかのチェックと、水洗いをしっかりとしてくださいね。茶葉は他の臭いを吸着しやすいので、他の臭いが移らないようにするのもポイントです。

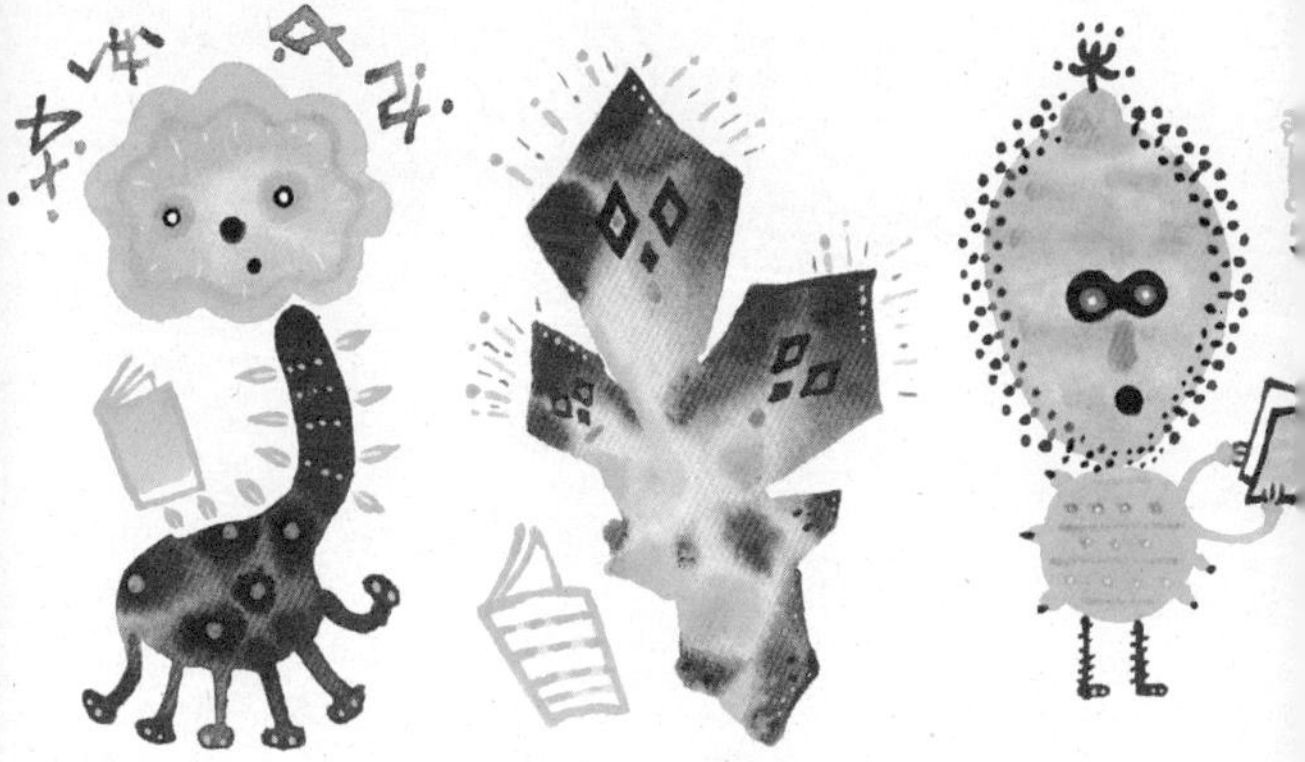

アノニマだより

アノニマ・スタジオ 20周年特別号 41

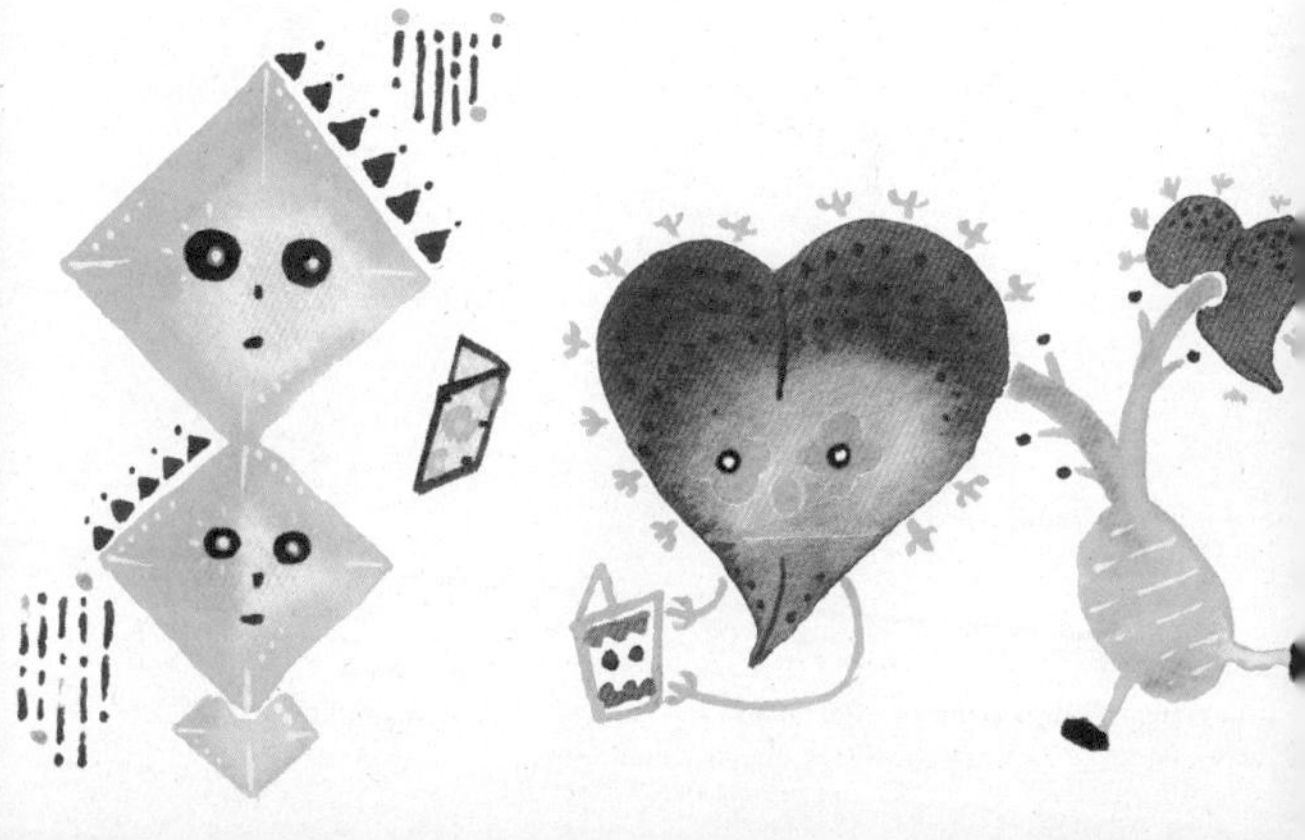

アノニマ・スタジオは、
「ごはんとくらし」をテーマに本づくりをしています。

食べることと暮らすことは、
生きている誰もがしていること。
生活はひとりひとり違い、
繰り返しのようでいて変化し、
日々とどまることはありません。
いつだって、暮らしのまんなかにあるのはこころとからだ。
そして、こころとからだをつくるのは、
毎日の「ごはんとくらし」です。
暮らしは、
嬉しいこと、哀しいこと、淋しいこと、
やるせないこと、ままならないこと、もどかしいこと……
楽しくて美しいことばかりではありません。
そんなときに、一冊の本を開いて、
対話することが出来たなら。

一冊が、一文が、一つの言葉が、
今ここを照らして、一歩踏み出すことが出来たなら。
自分の心の持ち方や視点があたらしくなることで、
あらたに世界と向き合うことが出来たなら。
ちいさな自分の暮らしを見つめることから
おおきな世界につながっていく、
そんな本をお届けしたいと思っています。

アノニマ・スタジオは、
2003年にスタートし、今年で20周年を迎えます。
本にかかわるすべての方に感謝を申し上げます。
アノニマだよりは、読者のみなさまと
アノニマ・スタジオをつなぐお手紙です。
新しく生まれる本、おすすめの本、
作っている本やイベントをご紹介します。
アノニマ・スタジオの本が、
あなたの暮らしの中の大切な時間を見つける
お手伝いになれたら嬉しいです。

● SNS もご覧ください。本のご案内、日々の活動、連載など情報満載です。
Instagram www.instagram.com/anonimastudio TwitterID @anonimastudio
Facebook ページ www.facebook.com/anonimastudio.japan

［薬草茶の冷凍保存は？］

上質な中国茶やコーヒーを冷蔵庫で保存することもあります。
冷凍庫のにおいが移らない袋であることが必須なのと、
こまめに取り出す場合は、開けたり閉めたりする間に温度の変化もあって
空気中の水気が極小の露としてついてしまったりします。
茶葉が常温に戻ってから使わないと抽出する時のお湯の温度が下がって
十分に味が出なかったりするので、私はなるべく使いたい分だけ購入・開封して、
常温保存を主流にしています。高温から守るために未開封の貴重な特級中国茶は、
冷蔵庫でしっかり保存もしていますが、その場合は、冷蔵庫から取り出したら、
茶葉に結露がつかないように常温に戻るまでゆっくり時間を置いてから
開封してくださいね。一度開封したら、酸素に触れて酸化が始まりますので
早めにお召し上がりください。

＼おすすめ容器・袋／

酸素を通さない袋と脱酸素剤

数ヶ月使わなさそうな分は、酸素を通さない袋（遮光ができる素材だとより良い）に脱酸素剤を入れてヒートシーラーで密封しておくのが一番長持ちします。

遮光瓶とパラフィルム

上記の袋は特殊なので、一度開封した茶葉でしばらく使わない分は遮光瓶をうまく活用するのがおすすめです。開く部分にパラフィルムを短めに切り、伸ばしながら巻いてカバーすると密封度が上がります。

茶筒

3～4週間で飲む量の茶葉は、茶筒に入れると光や外の水から守りつつ、使いやすくて便利です。金属製は密封度の高いものが多く、風合いの良い木材や和紙でできたものもあります。

柿渋の茶箱

昔ながらの一畳くらいの大きな茶箱もありますが、今回は手のひらサイズの小さな茶箱に柿渋を4～5回ほど塗って補強しました。柿渋を塗ると味わいのある赤茶色に染まるほか、硬く補強され、防水・防腐効果やポリフェノールの中でも分子量が大きいカキタンニンにより抗酸化・抗菌・抗ウイルス作用が備わります。茶筒と同様に使います。

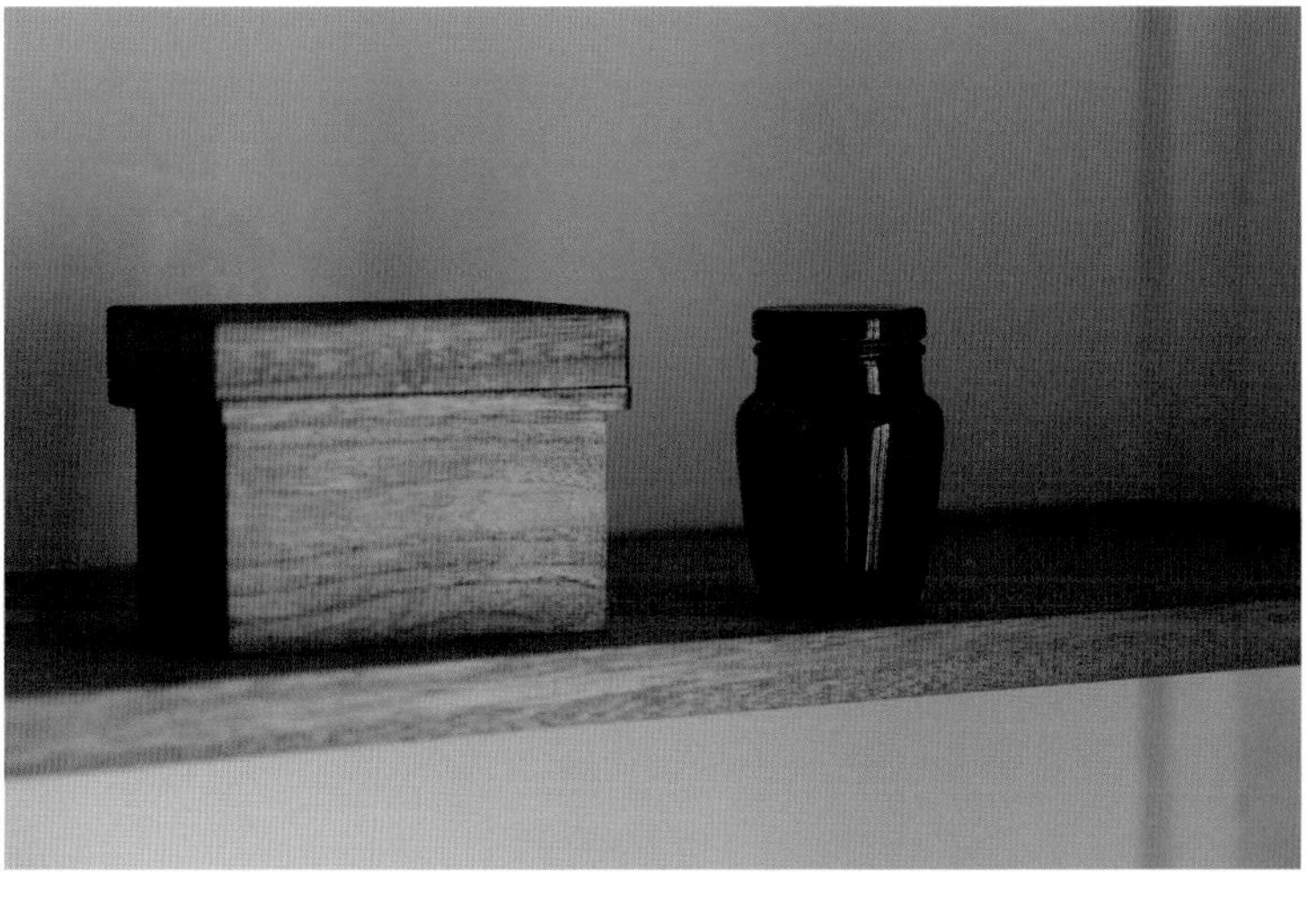

薬草を使った料理

簡単に作れる薬草料理やスイーツのレシピを綴りました。よく友達から作り方を聞かれる、お気に入りばかりです。

薬草・野草を使う料理は難しくはなく、下処理をしなくても野菜やハーブのように使えるものも多々。いつものお料理の素材と入れ替えたり、薬味のようにトッピングするだけでもOK。各地の家庭料理をベースにしたレシピですが、多くの人達が作り続けてきた定番であるが故に、美味しくて作りやすい、やさしいお料理たちです。

あくまでレシピは一例として、季節の薬草や食材で色々アレンジしてみてくださいね。詳しくは3章で説明しますが、お料理の写真では、古き良き手仕事を受け継ぐ民芸・伝統工芸の器もたくさん登場しますよ。

手のぬくもりがこもった民芸の器は、野趣あふれる薬草たちにぴったりですし、現代の食卓にも似合うものが多くあります。お手軽価格で気兼ねなく使える、でも良い質感と深みのある色や形が、いつものお料理を引き立ててくれる、日々の味方です。長年使い込むと、愛着も増します。

食べる幸せは、生きる喜び。

新鮮で滋味にあふれた食卓で、ごきげんな一日を。

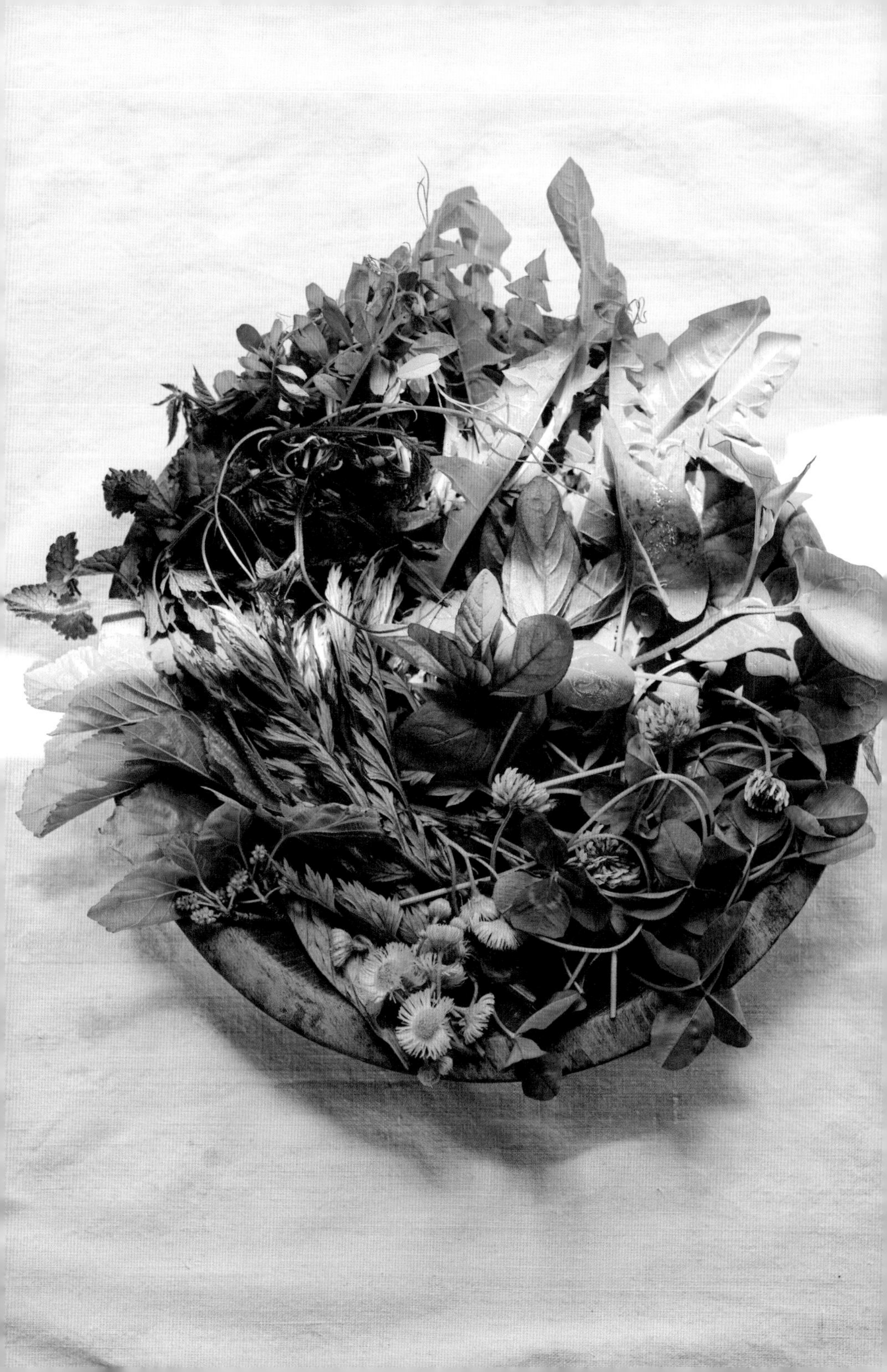

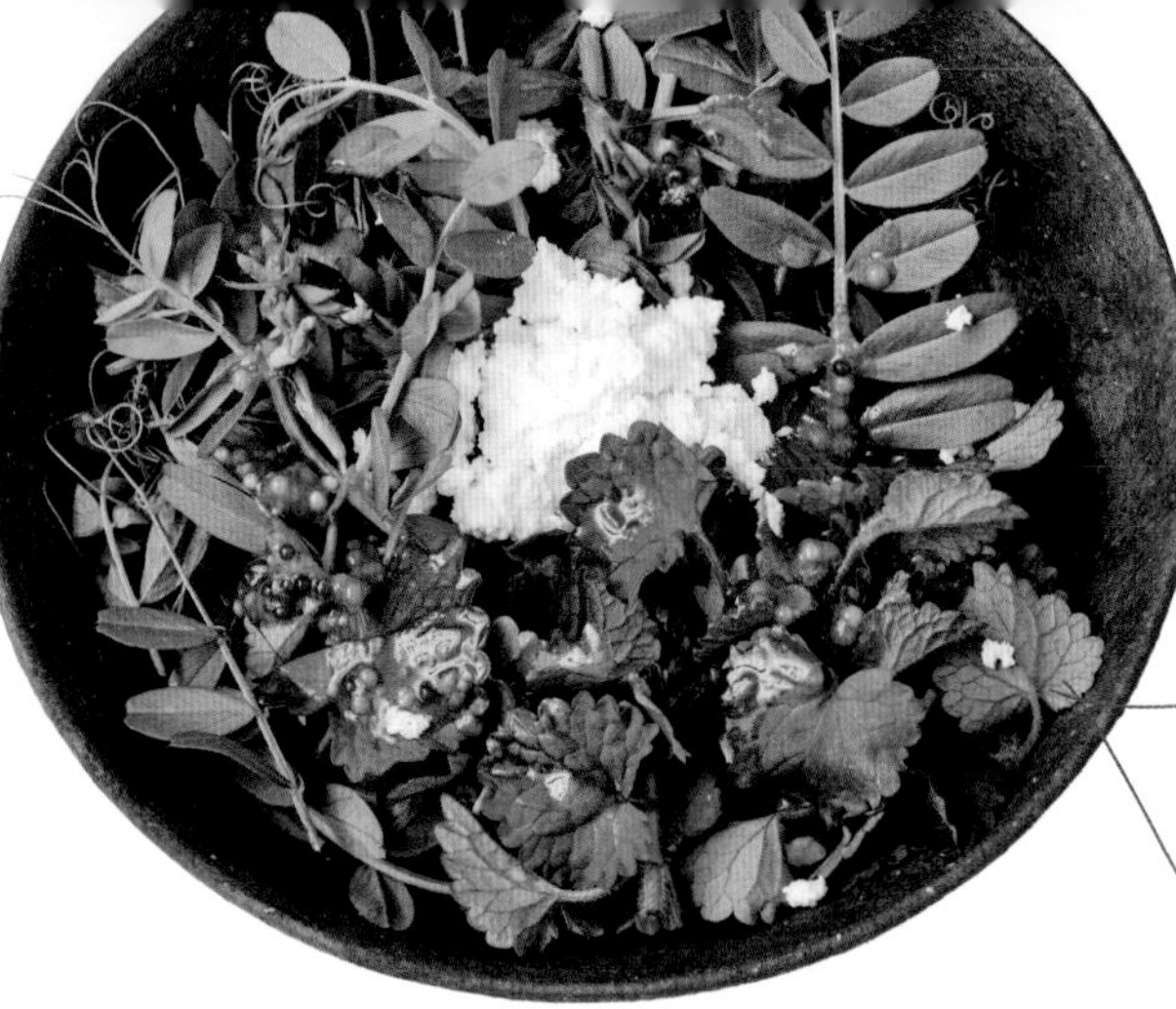

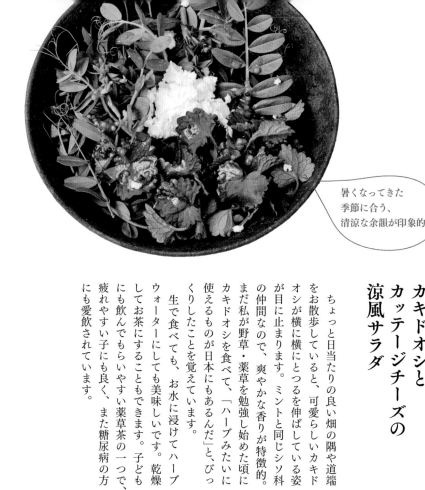

暑くなってきた
季節に合う、
清涼な余韻が印象的

カキドオシとカッテージチーズの涼風サラダ

ちょっと日当たりの良い畑の隅や道端をお散歩していると、可愛らしいカキドオシが横に横にとつるを伸ばしている姿が目に止まります。ミントと同じシソ科の仲間なので、爽やかな香りが特徴的。まだ私が野草・薬草を勉強し始めた頃にカキドオシを食べて、「ハーブみたいに使えるものが日本にもあるんだ」と、びっくりしたことを覚えています。

生で食べても、お水に浸けてハーブウォーターにしても美味しいです。乾燥してお茶にすることもできます。子どもにも飲んでもらいやすい薬草茶の一つで、疲れやすい子にも良く、また糖尿病の方にも愛飲されています。

【材料】 1人分

- カキドオシ　ひとつかみ
- お好みのサラダ向きの葉野菜　適量
- カッテージチーズ　大さじ2〜3

［ドレッシング］

- EXオリーブ油　大さじ1
- リンゴ酢や柑橘果汁　大さじ½
- 塩　小さじ⅓
- 粗挽き黒胡椒　適量
- お好みで粒マスタード　小さじ1

❶ カキドオシなどの野草や葉野菜はさっと冷水で洗い、一口大に切ってザルなどで水気をきっておく。
❷ ドレッシングの材料を混ぜ合わせる。
❸ ①の野菜をお皿に盛り付け、カッテージチーズを散らしてドレッシングをかけて完成！

メモ

- カキドオシがなければミントでもOK。写真では春らしく、葉野菜としてはカラスノエンドウを使用し、エディブルフラワーとしてハルジオンの花を添えました。この季節ならタンポポの若葉などもおすすめです。季節のフルーツを加えると、さらに華やかに。

しめじと野草の胡麻和え

気がついたらわんさか生えている生命力の強い桑の樹は、葉も、枝も、赤くて甘い果実も、楽しめる薬草。すべからく、全て活かしたい。桑の葉茶にも使われている葉はカロテンも豊富で、薬効としては風邪などの熱、咳、頭痛、眼精疲労に良いとされています。身近なタンポポの葉は、カルシウムや鉄分、ビタミンA、E、Cも豊富。新芽の柔らかい部分は昔からおひたしや天ぷらの材料としても人気でした。

今回は、クリーミーな胡麻和えにアレンジ。さっと茹でて和えるだけの簡単レシピですが、老若男女問わず人気です。

【材料】1人分

・桑やタンポポの若葉
　両手に軽く一杯分（約18〜20g）
・しめじ　½パック
［和え衣］
・練り白ごま　大さじ1½
・砂糖　小さじ2
・醤油　小さじ2

❶ 桑やタンポポの葉はさっと水洗いしておく。しめじは石づきを切り落として、小房に分けておく。

❷ 小鍋でお湯を沸かしてしめじと桑の若葉をさっと湯がき、ザルにあけてしっかりと水気をきる。

❸［和え衣］の材料をボウルなどで混ぜ合わせ、②を混ぜて出来上がり。

メモ

・他の野草、薬草でも作ることもできます。旬の葉や野菜を和えてみてくださいね。

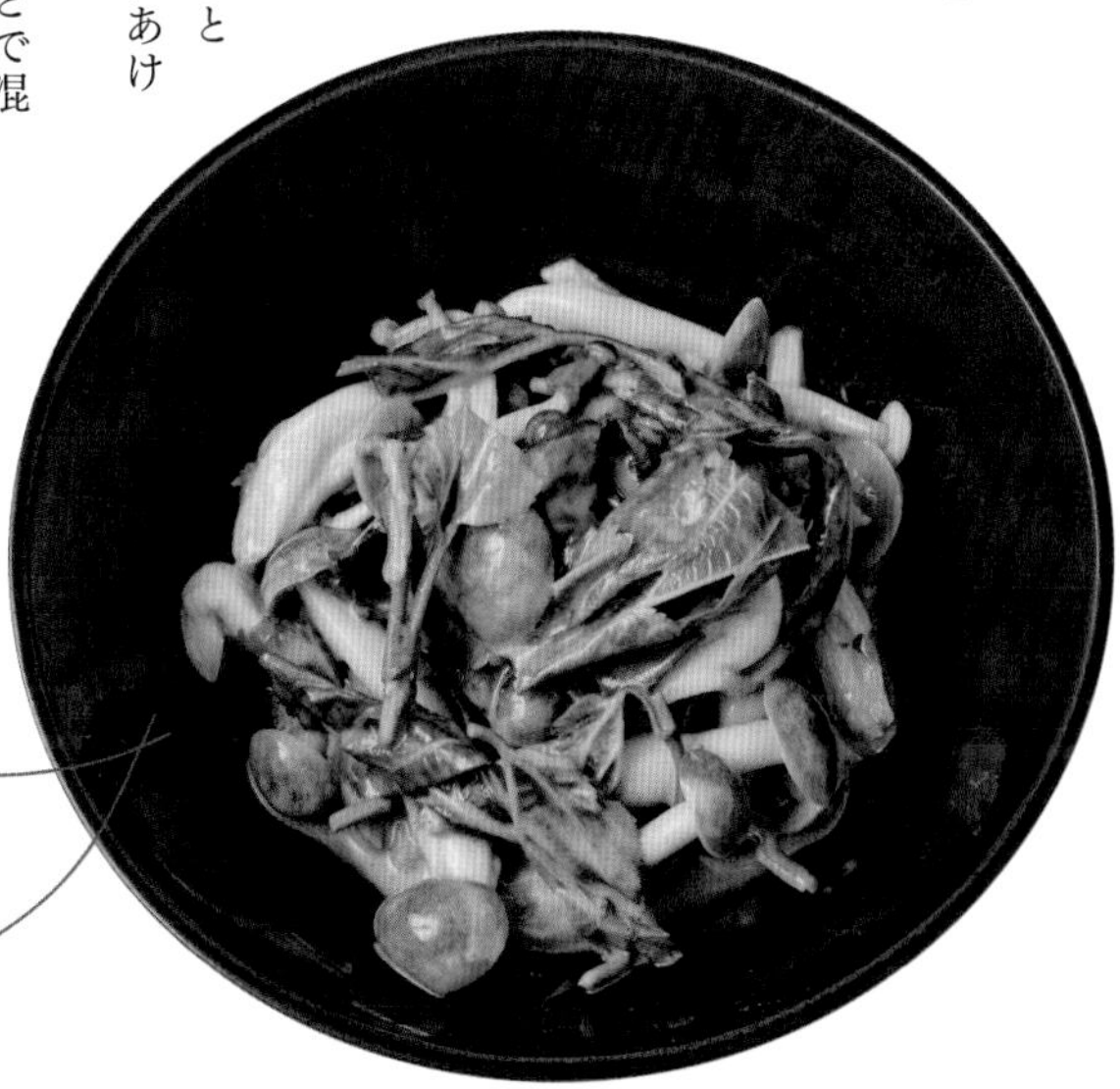

万能な和え物で、
ビタミンAが豊富な桑の葉を
たっぷり食べちゃう

ピパーチと月桃の南国風レバーパテ

貧血が気になる方の味方・レバーを美味しいおつまみにしました。レバーの気になる臭みを沖縄の月桃とピパーチ（ヒハツモドキという在来の長胡椒）でアレンジ。ホームパーティーで作ると、よくレシピを聞かれる定番メニューです。バゲットやクラッカーに塗って、ワインのお供にしたり、忙しい朝にトーストと合わせたりと便利。

【材料】レバーパテ／作りやすい分量
- 鶏レバー　200g
- 玉ねぎ　¼コ
- ラム酒　大さじ4
- 月桃茶　ひとつかみ
- クルミ　6粒
- EXオリーブ油　大さじ1＋3
- 塩　小さじ1
- ピパーチ　適量
- バゲット　適量
- あれば野草（飾り用）　適量
  今回はサッキの花を使用

❶ 鶏レバーは水洗いして、水気を拭く。玉ねぎはみじん切りにする。

❷ EXオリーブ油大さじ1を熱し、玉ねぎを炒める。玉ねぎが透き通ったらレバーを加えて炒め、表面の色が変わって弾力が出たらラム酒、月桃茶、クルミを加える。弱火にして、アルコールをとばしながらレバーに十分火を通す。

❸ ラム酒の水分がほとんどなくなったら、月桃茶を取り除いてEXオリーブ油大さじ3を混ぜ込み、ハンディミキサーなどでペースト状にする。

❹ ボウルに移して冷まし、塩とピパーチを加える。清潔な保存瓶に移して冷蔵庫で保管して使う（日持ちは1～2週間ほど）。お好みでバゲットに塗って召し上がれ。

メモ
- 月桃茶はローリエに、ヒパーチは黒胡椒に、クルミはお好みのナッツに、ハンディーミキサーはすり鉢で代用OKです。

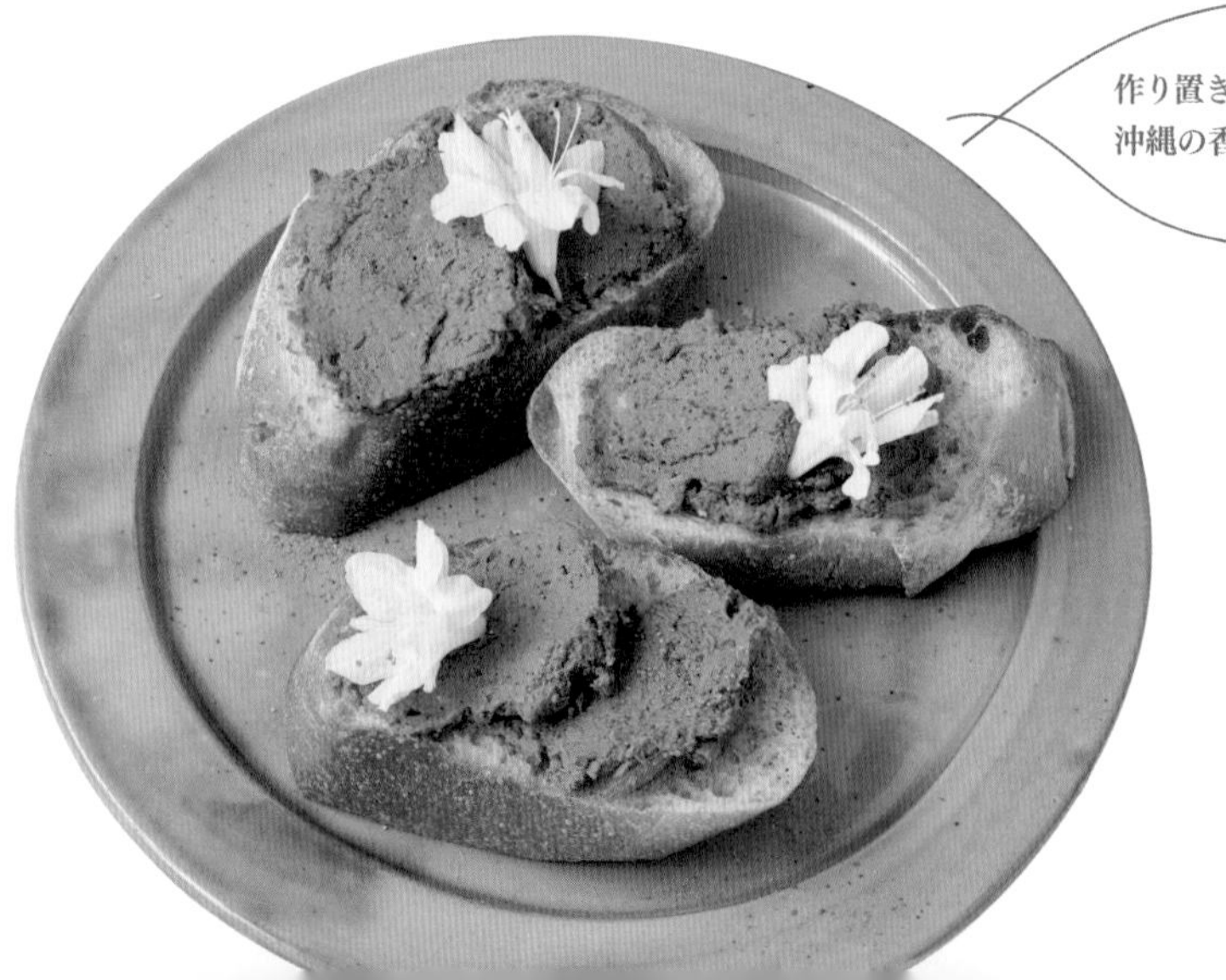

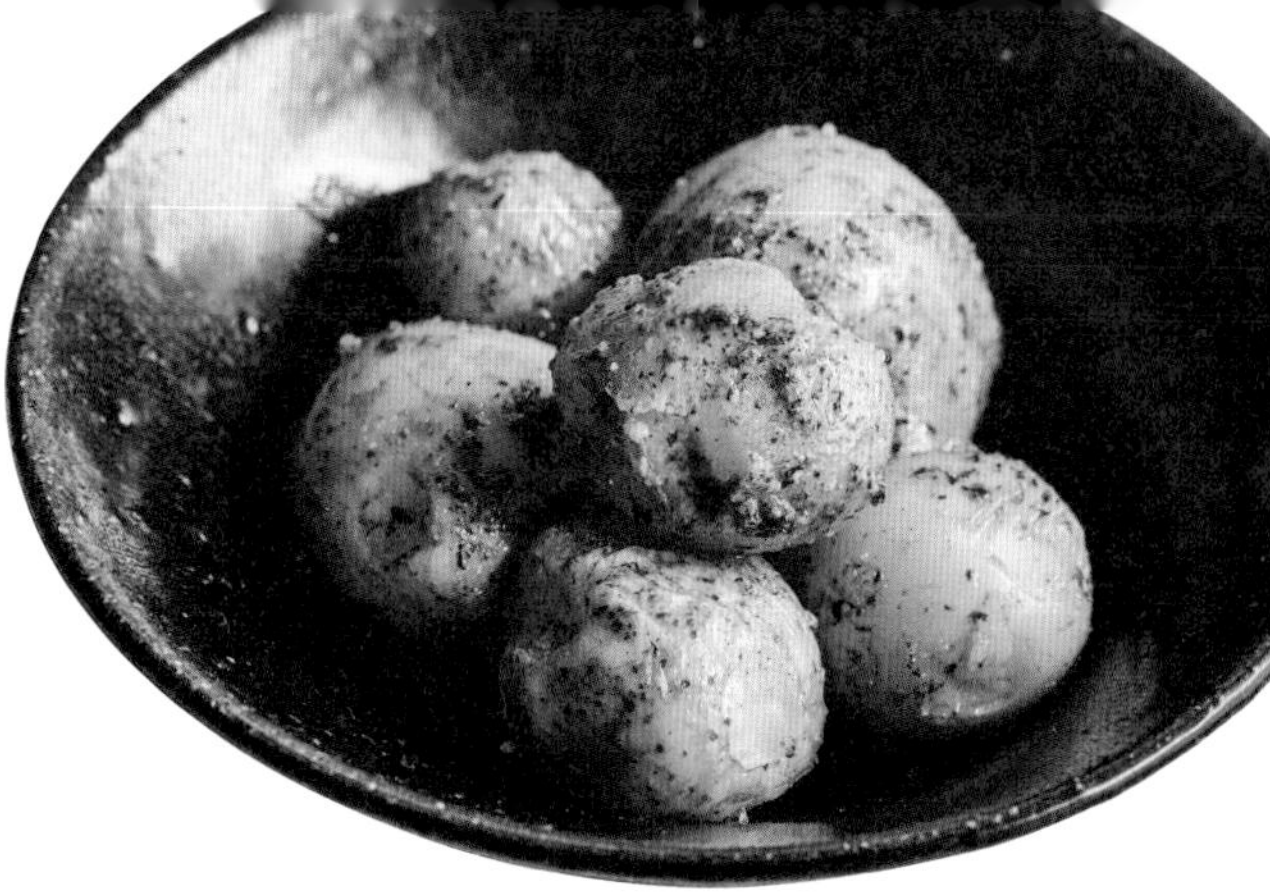

大和当帰のジェノベーゼ風ソース

収穫期になると、農園にはたっぷりの薬草があふれかえります。貴重な薬草が、こんなにたくさん!?と驚きながら、贅沢にもたっぷりの大和当帰の葉をいただいたので、イタリア料理に登場する定番ソースの一つ、ジェノベーゼをアレンジして作りました。食欲を誘う、良い香り。材料をミキサーで混ぜるだけの簡単レシピです！

【材料】作りやすい分量

・大和当帰の生葉　両手いっぱい分（約7～8g）
・ニンニク　1かけ
・お好みのナッツ（無塩）　10g
・太白ごま油　100㎖
・パルメザンチーズ（粉）　大さじ1～1½
・塩（できれば岩塩）　ひとつまみ

❶ ニンニクの薄皮を剥き、半分に切って芽を取り除く。辛味が気になる方は、電子レンジ（500W）で30秒ほど加熱すると、抑えられる。

❷ 全ての材料をミキサーやブレンダーなどでしっかりと混ぜる。分離しやすいので使う前に軽く混ぜる。

メモ

・写真では塩ゆでした新ジャガに絡めました。パスタを和えたり、サラダ、お肉やお魚のグリル、ピザ、しゃぶしゃぶにかけたり、ポトフなどのあっさりスープの味変になど、使い勝手の良いソースです。
・今回は太白ごま油でさらっと仕上げました。オリーブ油でもOKですが、もう少しどろっとします。
・清潔な瓶などに保存し、1週間を目安に使い切ってくださいね。

香りと鮮やかなグリーンが
お料理を引き立てる、
簡単お手製ソース

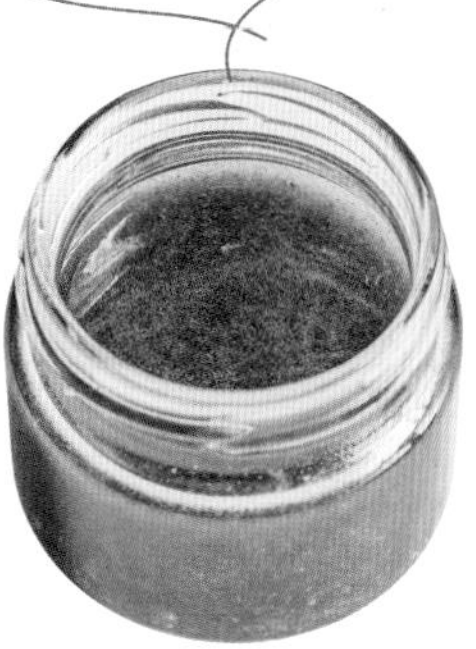

山芋と梅のポタージュ

大学生の時、図書館に入り浸っては料理家・辰巳芳子さんの本をずっと読んでいて、いのちを養う手塩にかけた食のこと、相手を慈しむスープのことにはとても憧れがありました。どんなに食欲がなくても、体調が悪くても、スープはじんわりと喉を通ってやさしく胃に届く。最期に食べるものはスープかもしれません。

そんな中で、私もスープが作るのが大好きになりました。栄養を逃さず、作るのも簡単。今回の主役は整腸作用のある山芋と梅干しで、疲れた時に胃から癒やしてくれますよ。

【材料】 1人分

・山芋　150〜200g
・玉ねぎ　1/4個
・鶏ガラスープ　200㎖
・牛乳　100〜150㎖
・塩　適量
・オリーブ油　大さじ1
・お好みで梅干し（飾り用）適量

❶ 山芋は洗って皮をむき、乱切りにする。玉ねぎも皮をむいて、細切りにする。小鍋にオリーブ油を引いて、玉ねぎをしんなりするまで炒める。

❷ 山芋と鶏ガラスープを加えて沸騰させ、弱火で5分ほど煮て山芋に火が通ったらミキサーやブレンダーにかけてなめらかに仕上げる。

❸ 牛乳を加え、塩で味を調える。お好みで梅干しをのせる。

メモ

・山芋は、大和芋や里芋でもOKです。大和芋で作る場合は、ずっしり重いので少なめに加えてください。もし、大和芋を素手で触ってかゆくなったら、手を洗い、さらにお酢で手を洗うと落ち着きます。最後はさっと水で流してください。
・上級者の方は、梅干しを烏梅《うばい》（青梅の燻製）に代えるのもおすすめです。少し硬いので、少量の水でふやかしておくと便利です。
・鶏ガラスープは和風のお出汁に、牛乳は豆乳でもOK。

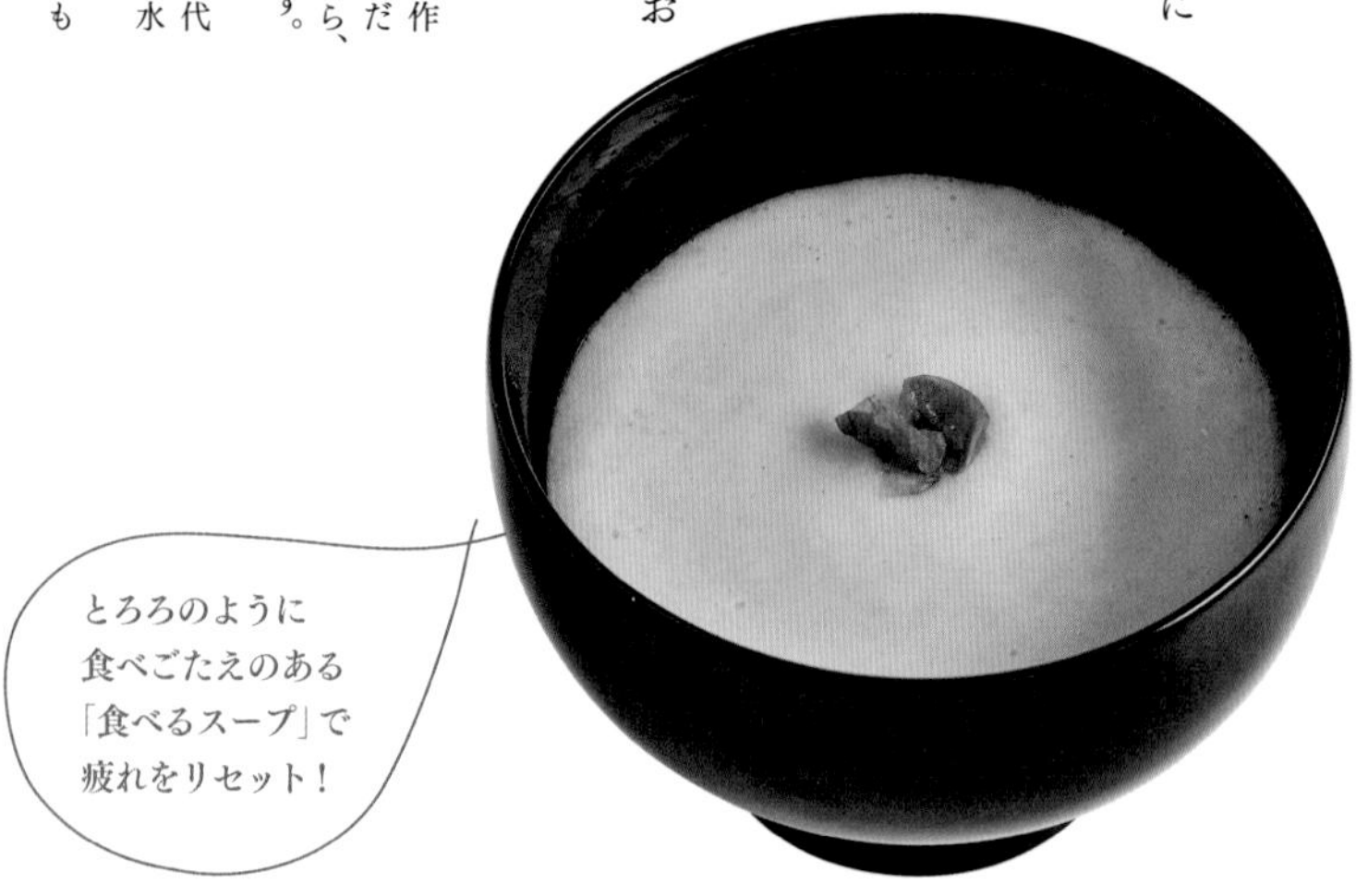
とろろのように
食べごたえのある
「食べるスープ」で
疲れをリセット！

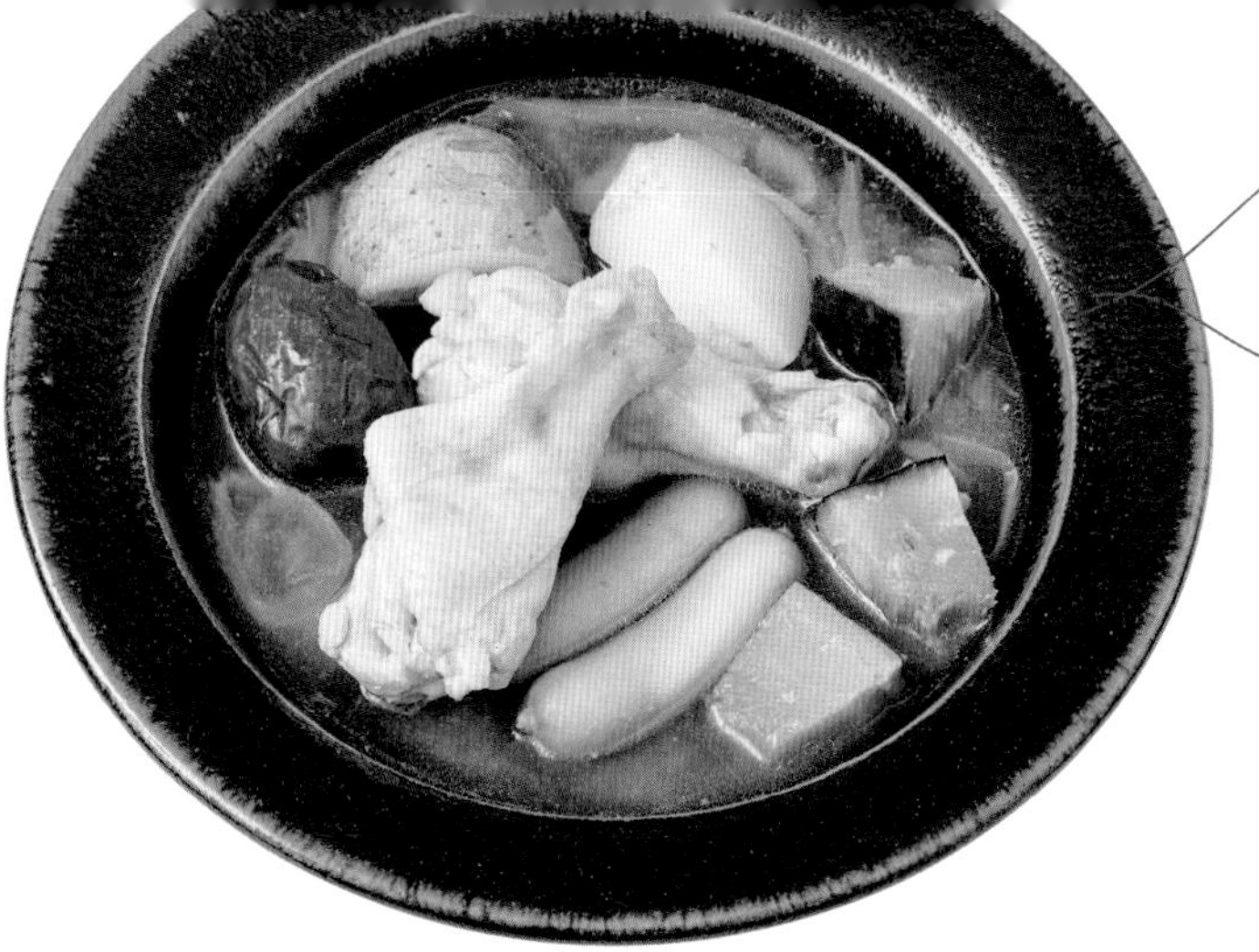

芯からあたたまれ！
疲れや冷えが気になる時の
パワーチャージ！

オタネニンジンとナツメのポトフ

韓国の滋養スープである参鶏湯《サムゲタン》は、丸鶏を高麗人参やナツメなどの生薬と一緒にことこと長時間煮込むお料理。もっと手軽にできないかなぁと考えて、ポトフをアレンジしてみました。オタネニンジンは、日本で栽培されている高麗人参の仲間。疲れて元気が出ない時に、エネルギーを与えてくれます。漢方や薬草の世界で「人参」と言うと、こうした高麗人参やオタネニンジン（ウコギ科）などのことを意味することが多いです。言葉としては同じですが、普段遣いの野菜の人参（セリ科）とは、植物の科も栄養・薬効も全然違う植物です。

【材料】2〜3人分

・粗挽きソーセージ　4〜6本
・手羽元　2〜3本
・オリーブ油（炒め用）　適量
・じゃがいも　1〜2個
・玉ねぎ　½〜1個
・カボチャ　1/16〜⅛個
・水　400〜500㎖

A
ニッケイの葉　1枚
ナツメ　1〜2個
オタネニンジン（粉末）　1g

・白ワイン（お好みで）　大さじ3
・塩　適量

❶ 野菜の皮は硬い部分のみ削ぎ落とし、じゃがいもは芽をくり抜き、できれば皮付きのままで一口大に切る。

❷ 深めのフライパンにオリーブ油を引いて火にかけ、手羽元とソーセージをこんがりと焼き色をつけるように中火で焼く。水を加えて沸騰させ、野菜とA、お好みで白ワインを入れて20〜30分ほど弱火で煮込む。塩で味を整え、お皿に盛り付ける。

メモ

・お野菜はお好みの葉野菜・根菜にアレンジしてください。多めに作り、水煮トマトやカレー粉などを加えて味変もできます。オタネニンジンは、高麗人参、生姜、ニンニクでも代用できます。ニッケイの葉はローリエなどで代用可。ナツメもぜひ、召し上がってくださいね（種にはお気をつけて）。

ふき味噌と野草のクリーム風パスタ

春の使者であるフキノトウは、まだ雪が大地を覆っている中でも力強く芽生えます。鮮やかな新芽の色や爽やかな香りから、始まりの季節が到来する喜びを感じますよね。

山菜の苦味はからだが目覚める春の養生として人気があります。その苦味と香りの正体はセスキテルペン。胃もたれや胃痛、咳や喉の痛みに良いとされています。

今回のふき味噌は仙台味噌でキリッと仕上げてみました。お好みのお味噌でふき味噌を作っていただくのも楽しいですし、もちろん購入したものでもＯＫです。

待ち遠しかった、
この季節。
目覚めの春を、絡ませて

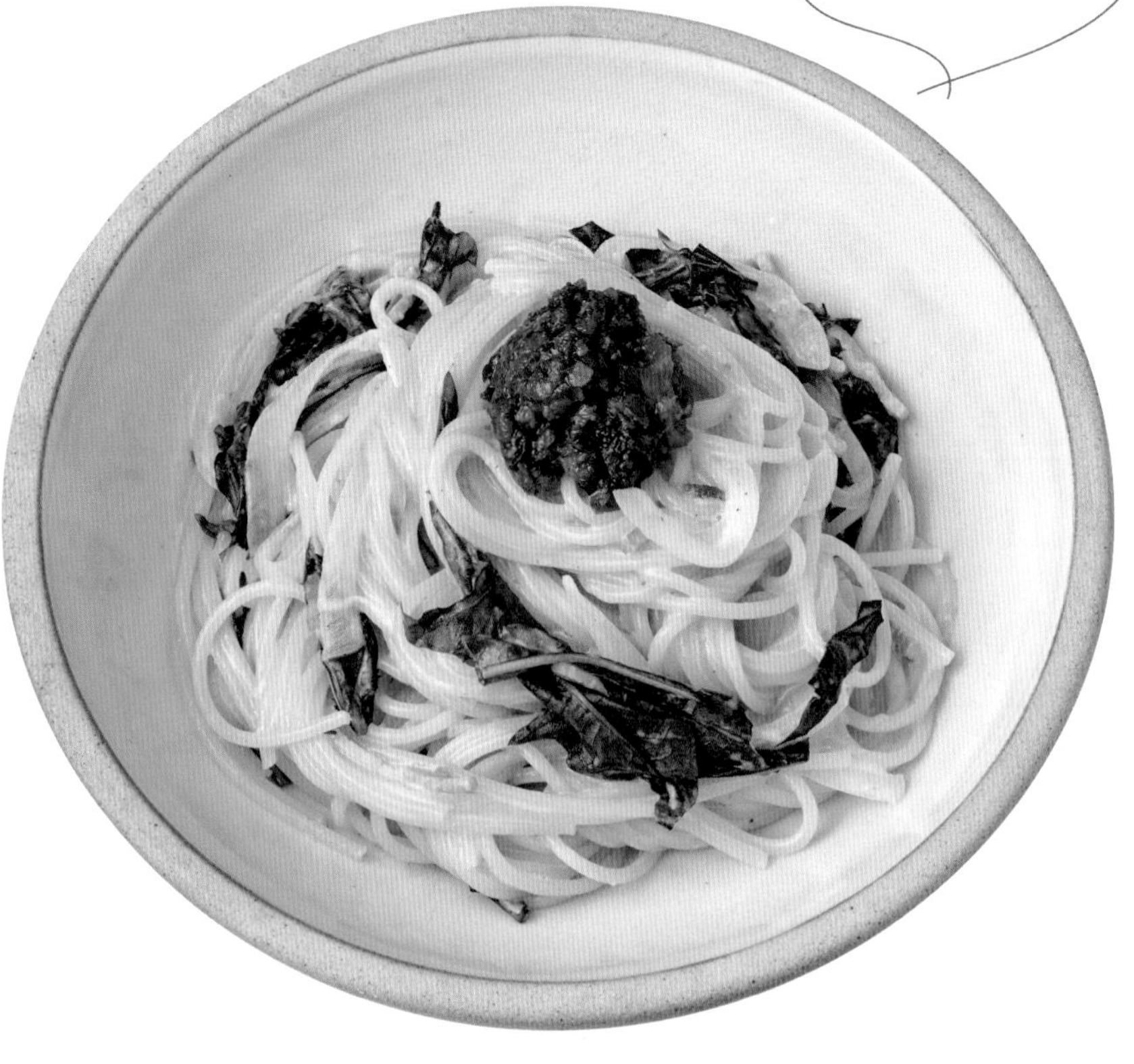

野草のクリーム風パスタ

【材料】 2人分
・スパゲッティーニ　160g
・ベーコン　2枚
・玉ねぎ　½個
・ギシギシなど生で食べられる野草
80〜100g
・牛乳　300㎖
・片栗粉　大さじ1
・水　大さじ1
・EXオリーブ油　大さじ2
・ふき味噌（下記参照）　適量
・塩　適量

❶ たっぷりのお水を沸かし、水に対して1%程度の分量外の塩を加えてスパゲッティーニを袋に記載の時間の1分短めで茹でる。ベーコンは短冊切りに、玉ねぎは薄切りに、野草はざく切りにしておく。片栗粉は水に溶かしておく。

❷ フライパンにオリーブ油を引き、ベーコンと玉ねぎを炒める。玉ねぎがしんなりしたら牛乳を加え、沸騰したら野草と水溶き片栗粉を加えてかき混ぜながらとろみがつくまで火を通す。

❸ ②に茹で上がったスパゲッティーニを加え、適量の塩で調味して絡めて盛り付ける。ふき味噌を添えて、召し上がれ。

メモ
・牛乳は豆乳でもOK。
・片栗粉の変わりに薄力粉を使う場合は、水に溶かず、作り方②のフライパンにオリーブ油を引くタイミングで加えてしっかり油と混ぜ、食材を炒めていきます。

ふき味噌

【材料】 作りやすい分量
・フキノトウ　8個
・お好みで炒り胡麻やえ胡麻、クルミなど　小さじ2
・ごま油　大さじ2
Ａ 味噌、砂糖、みりん、酒
各大さじ2

❶ 小鍋にたっぷりめのお水を沸かして分量外の塩を少々加え、フキノトウは1分ほどさっと湯がいてアク抜きをする。冷水に取り、熱が取れたらきゅっと絞って水気をきる（苦味を弱めたい方は、長めに流水にさらす）。Ａは全て混ぜ合わせておく。

❷ フキノトウは根元を切り落とし、半分に切って芯の部分が黒っぽくなっていたら切って除き、残りを粗みじんにする。

❸ 小鍋かフライパンに油を引き、フキノトウをさっと炒めて水分を軽く飛ばす。Ａを加えて混ぜながら水分を飛ばしていく。

❹ 最後にごまなどの種子類を加えて、お好みの仕上がりの硬さになるまで練り上げて、清潔な容器に移す（冷えると少し硬くなるので、目標よりも少しゆるいくらいで止めます）。

メモ
・ごま油は他の油でもOK。
・冷蔵保存すれば1〜2週間ほど日持ちしますし、冷凍もできます。

クロモジとマタタビのフォカッチャ

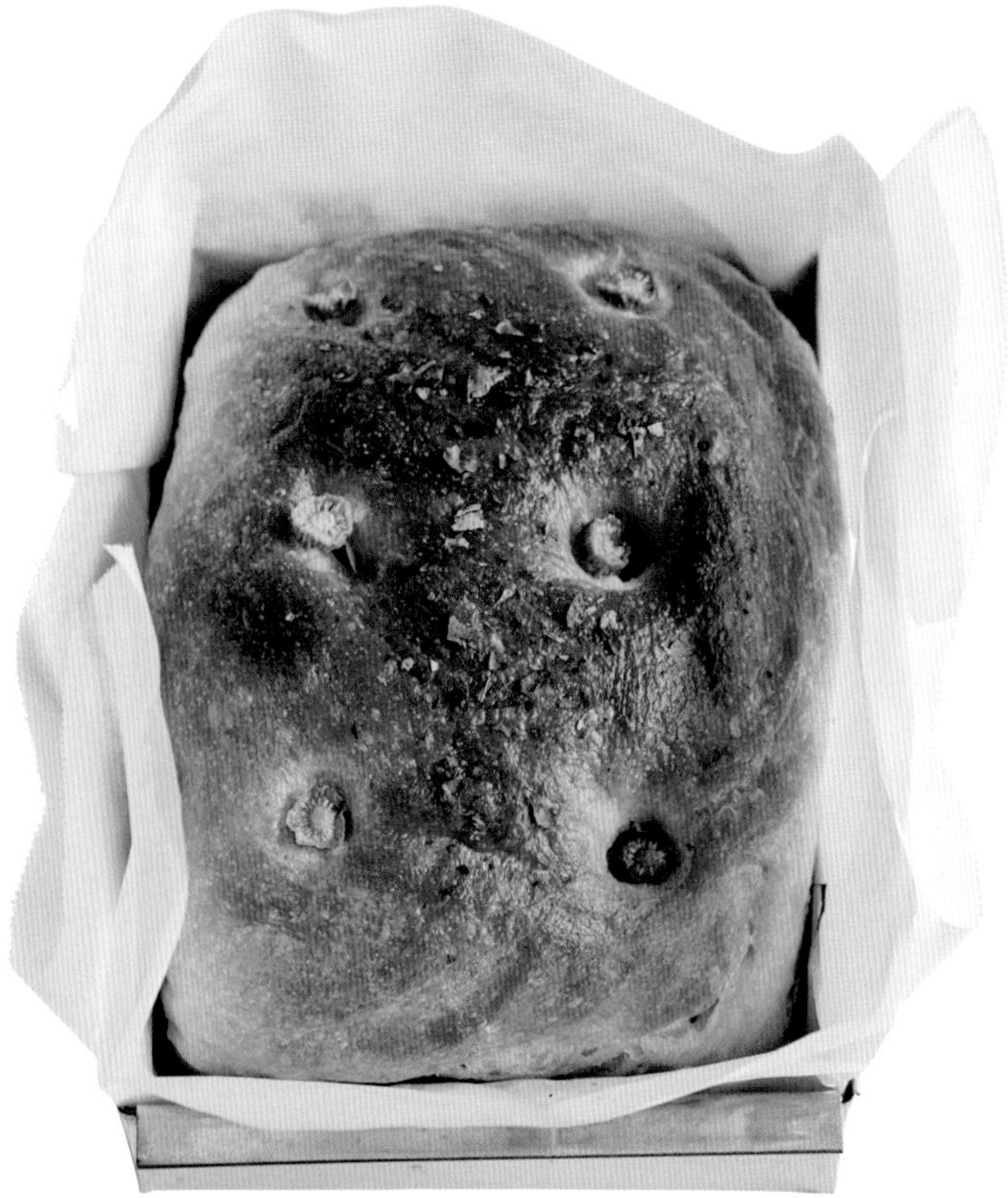

ふんわり焼き上げるには、
こねすぎないのがコツ！

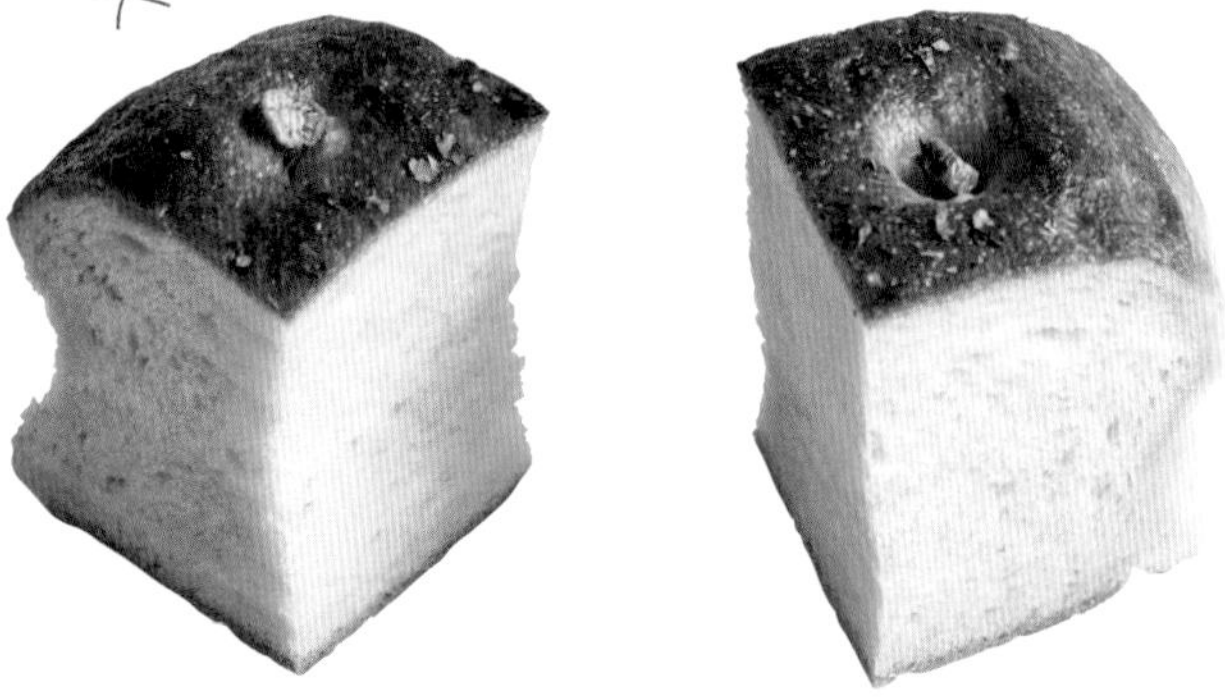

はじめてフォカッチャを食べた時、小学生だった私はオリーブ油が香るその美味しさにびっくりしました。喜んで食べる様子を見ていたパン職人のおじいちゃんは、一週間も経たないうちにフォカッチャを作るようになり、実家のパン屋のラインナップに並ぶようになった思い出のパンです。今回はホームベーカリーがなくても作れるレシピをお伝えします！

オリーブ油の苦味と岩塩のミネラル感は、薬草の苦味と相性が良い。今回はマタタビという、行き倒れの旅人に食べさせると、また旅ができるようになるくらい元気をくれる薬草を入れました。マタタビの塩漬けは、ネットなどでも購入することができますよ。

【材料】14㎝×11㎝の型1台分

- 強力粉　２５０g
- 砂糖　10g
- 塩　５g
- ドライイースト　６g
- ぬるま湯　１７５㎖
- EXオリーブ油　15g＋適量

［トッピング］

- マタタビの塩漬け　1～2個
- クロモジ茶（葉）　適量
- 岩塩　適量

❶ 強力粉は振るっておき、砂糖とドライイースト、ぬるま湯を合わせてゴムベラでまとまるように混ぜていく。

❷ ひとまとまりになってきたら塩とオリーブ油を加えて、手でこねていく。油が生地に馴染んでなめらかになったら一度丸めて綴じ目を下にして約30℃の場所で2倍の大きさになるまで30～40分ほど置く(発酵)。人差し指に小麦粉をつけて、第一関節くらいまでぷすっと差し、凹みが消えなければOKです。

❸ ゆっくりグーの手で生地を押してガス抜きをする。丸め直して20分間休ませる（ベンチタイム)。

❹ 綴じ目を下にして、軽くめん棒で延ばして焼き型のサイズに近くなるようにしたらオーブンシートを敷いた焼き型に生地を入れる。表面に指で等間隔に穴を開けて、マタタビの塩漬けを輪切りにして乗せる。表面全体にオリーブ油をたっぷりめに塗ったら１９０℃に予熱したオーブンで25～30分焼く。

❺ 焼き上がったら型から外して網などに乗せ、熱いうちにさらにオリーブ油を表面に塗り岩塩とクロモジ茶（葉）を全体的に散らす。粗熱がとれてからだとカットしやすいです。

メモ

- マタタビの塩漬けがなければオリーブの実やナッツなどでもOK。
- クロモジ茶はお好みのハーブで代用OKです。

大和当帰のサルティンボッカ

イタリアの郷土料理・サルティンボッカはセージを使いますが、今回は大和当帰でアレンジ。

女性の味方である大和当帰は、まるでセロリのような爽やかな香りがあるので香味野菜のように使えます。6月と11月に農家さんが収穫する葉は、生で食べられるのでハーブ感覚でたっぷり使うことができます。お肉料理にとっても合いますので、今回は簡単で美味しい豚肉料理にしました。イタリア留学をした友人に教えてもらったのですが、重ねて焼くだけ、即席料理！

【材料】 2人分

- 豚ヒレ肉（厚切り） 2〜4枚（約200g）
- 大和当帰 生葉4〜12枚
- 生ハム（小） 4〜8枚
- 塩と胡椒 適量
- オリーブ油 大さじ1
- 白ワイン 大さじ2
- お好みで大和当帰の葉、桑の実のジャム（飾り用） 適量

❶ 豚肉が分厚い場合は、ラップの上から軽く手で押して伸ばし、片面だけに塩と胡椒を軽く振る。反対の面に大和当帰をのせ、その上に生ハムを乗せる。

❷ フライパンにオリーブ油を引いて加熱し、中火で豚肉の下面から焼く。きつね色に焼けたらひっくり返して、やや火力を弱めて中までじっくり火を通す。

❸ お肉を器に取り出して、白ワインを加えて肉汁と一緒に煮詰め、とろっとしてきたらお肉にかける。

メモ

- 慣れてくると、追い大和当帰をしたくなります（笑）。たっぷりどうぞ！ ない場合は、大葉などお好みのハーブで。
- 果実のジャムの代わりにレモン果汁をかけてさっぱり仕上げても美味しいです。
- 豚肉は生姜焼き用の少し厚めのスライスでもOK。
- 白ワインは出汁や日本酒でも代用可能。

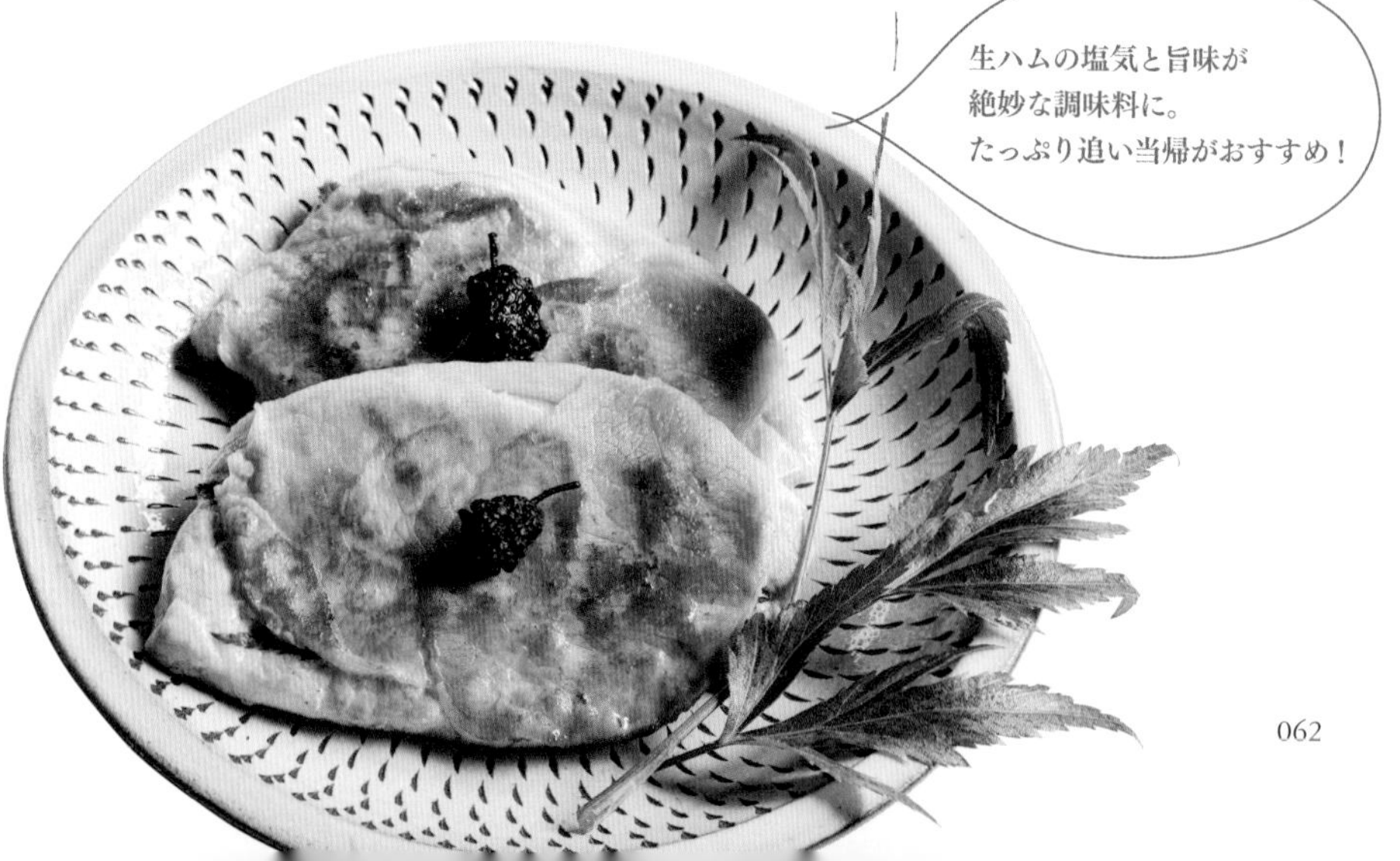
生ハムの塩気と旨味が
絶妙な調味料に。
たっぷり追い当帰がおすすめ！

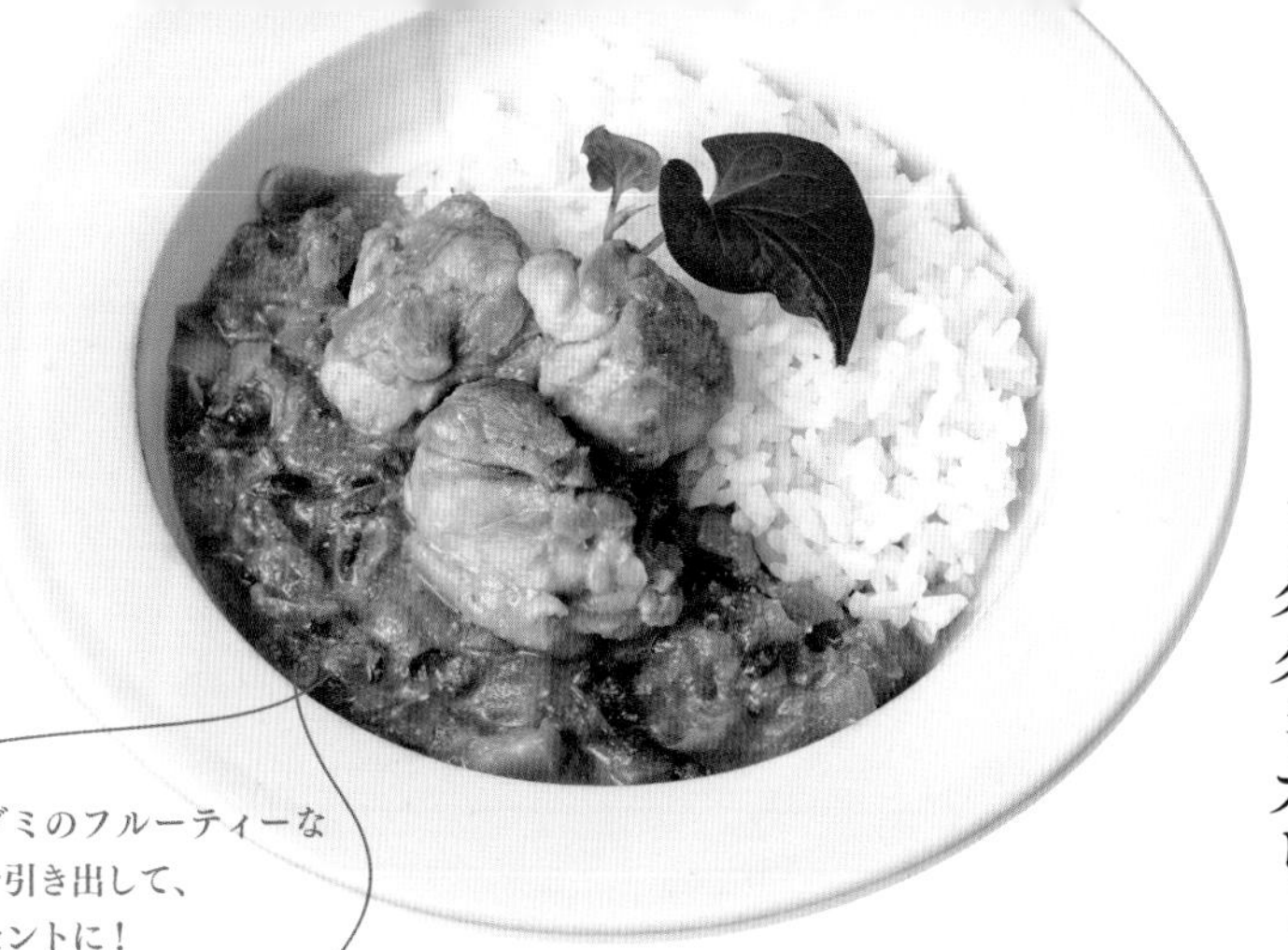

ドクダミのフルーティーな
香りを引き出して、
アクセントに！

デトックス
ドクダミカレー

太陽がまばゆい初夏が訪れ、そろそろ梅雨の予感を感じ始める季節に、ふと木陰を見つめるとドクダミが清廉潔白の美しい花を咲かせています。このくらいの時期になると、茎が固くなり始めているので、葉っぱをいただきましょう。ベトナムのみなさんはドクダミを料理によく使いますが、日本のドクダミも生食可能で、生の葉には解毒作用や利尿作用があるとされています。ヨーグルトやレモン果汁を加えて爽やかに仕上げてみました。

【材料】2人分

・鶏もも肉（一口大）　200g

A（全て粗みじん切り）
- 玉ねぎ（小）　½個
- 生姜　1かけ
- ニンニク　1かけ
- 青唐辛子　1本
- ドクダミの葉（生）　8〜10枚程度＋飾り用

・ココナッツオイル　小さじ1
・無糖ヨーグルト　50g
・コリアンダーパウダー　小さじ1
・クミンパウダー　小さじ1
・水　75cc
・レモン果汁　¼個分
・塩　適量
・炊きたてのご飯　適量

❶ ココナッツオイルをフライパンに入れて加熱し、温まってきたら中火にして鶏肉を4〜5分炒める。

❷ 弱火にしてパウダースパイスを加えて1〜2分ほど炒め、Aを加えてさらに2〜3分炒める。

❸ 水を加えて沸騰させ、15分煮込む。ヨーグルトとレモン果汁を加えて塩で味を調え、お皿に盛り付けて飾り用のドクダミの葉を添える。

メモ
・青唐辛子はなくてもOK。お好みでチリパウダーや一味などで辛味をつけてください。
・ココナッツオイルはなければバターやオリーブ油でOK。
・コリアンダーパウダー、クミンパウダーの代わりにカレー粉で代用OK。

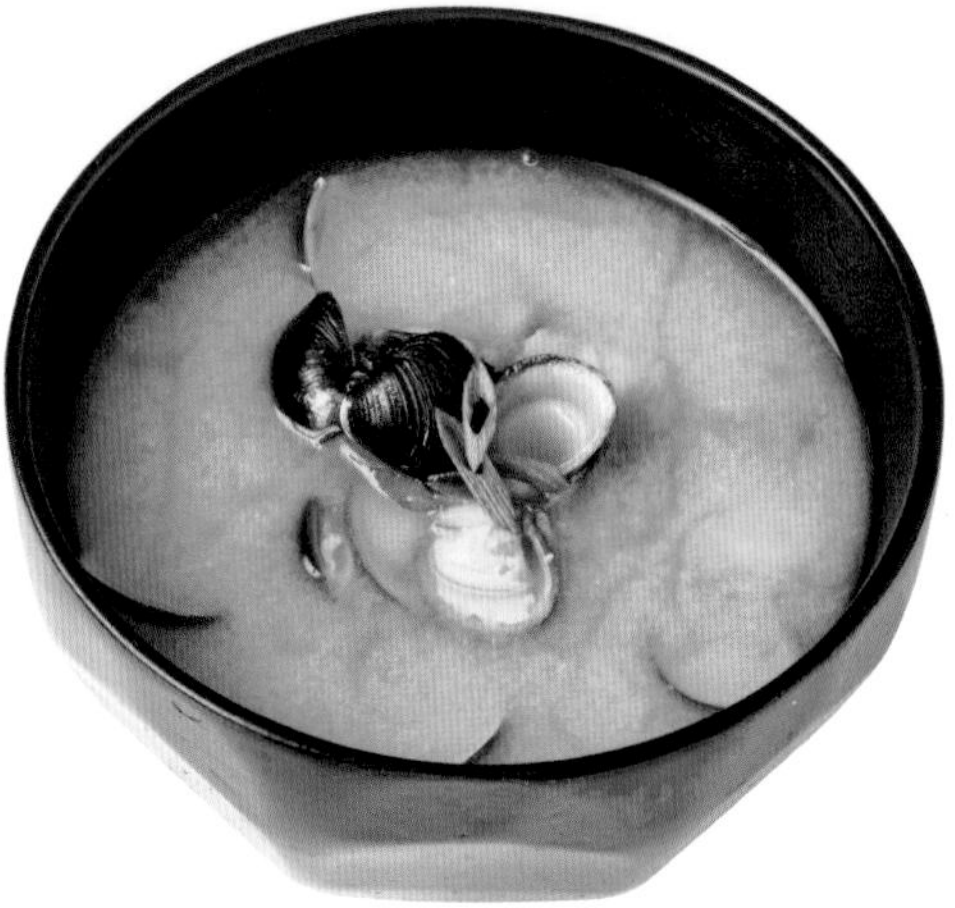

貝の旨味で出汁いらずの
簡単レシピ。
お酒の後に最高の滋味を！

しじみとウコンの味噌汁

ウコンはお酒を飲む時に……といった印象がある方も多いのではないでしょうか。タイミングとしては食前でも食後でも同様に効果があると云われています。ショウガ科の秋ウコンは唾液や胆汁の分泌を促し、炎症を抑えてくれますが、非常に苦いです。

お味噌汁なら、お味噌やお出汁の旨味やコクで苦味がカバーされ、ウコンの清涼感がある香りがふわっと後味に立ち上がって美味しくなります。アルコール分解を助けるオルニチンが豊富なしじみも加えると、さらにパワーアップ！

【材料】 2～3人分
・しじみ　1パック
・水　400mℓ
・味噌　大さじ2～3
・秋ウコン（粉末）　小さじ½～1
（ターメリック粉末でもOK）
・細ねぎ（飾り用）　適量

❶ しじみは水洗いし、事前に塩水（分量外）につけて砂出しをしておく。
❷ 水としじみを小鍋に入れて、火にかけ、沸騰したら弱火にして貝の口が開いたら味噌とウコンを溶き入れる。器に注ぎ、細ねぎを飾る。

メモ
・あさりなど他の貝を使ったり、お好みの大根や人参、葉類などお野菜を加えても。

赤紫蘇とラム肉の炊き込みご飯

山形県を旅した時に、赤紫蘇の茎と一緒にご飯を炊くという赤紫蘇ご飯を教えていただいたことがあります。梅干しを作る時に葉っぱは使いますが、繊維の強い茎が捨てられてしまうのはもったいない……というお気持ち、よく分かります。

中国でもシソの茎は紫蘇梗《シソコウ》という名の生薬として使います。それから私も赤紫蘇を束にして乾燥させた時に一緒にできる茎の乾燥は、ご飯を炊く時に混ぜて香りを着けたり（炊き上がった後に茎は取り除きます）、刻んでお茶にしたりしています。葉の場合はモノテルペンが含まれており軽い発汗作用で風邪や咳のケアに、茎は胸のつかえや妊婦さんの悪阻に良いとされています。

今回はそれをさらに温性の生姜と熱性のラムを加えるというパワフルなレシピにしました。

【材料】米1合分

- 赤紫蘇（粗刻みの乾燥） 大さじ2〜3
- ラム肉 70〜80g
- 生姜 1〜2かけ
- 米 1合

A 本みりん 小さじ2
　醤油 大さじ1
　塩 小さじ1/4

- お好みで 胡椒、和ハッカ、唐辛子、すだち 適量

❶ お米は水でとぎ、水気をきっておく（余力があれば夏場は5分、冬場は10〜15分ほどお水を浸透させる）。ラム肉は一口大に切っておく。生姜はみじん切りにする。赤紫蘇は茶袋に入れておく。

❷ 米、Aの調味料を炊飯器の釜に入れてから、炊飯器の内釜の1合のラインまで水を加え、ラム肉、生姜、赤紫蘇を加えて炊飯スイッチを入れて炊き上げる。

❸ 赤紫蘇を取り出し、器によそい、お好みで胡椒を振り、和ハッカや唐辛子、すだちを添える。

メモ
- ラム肉は他のお肉やお魚でもOK。
- お好みでお米に雑穀を加えたり、和ハッカをミントやパクチーに変えてもOK。
- ナンプラー、ナツメグやクミンを使っても合います。

香り高い赤紫蘇を活かしきる、
パワフルな
ごちそう炊き込みごはん！

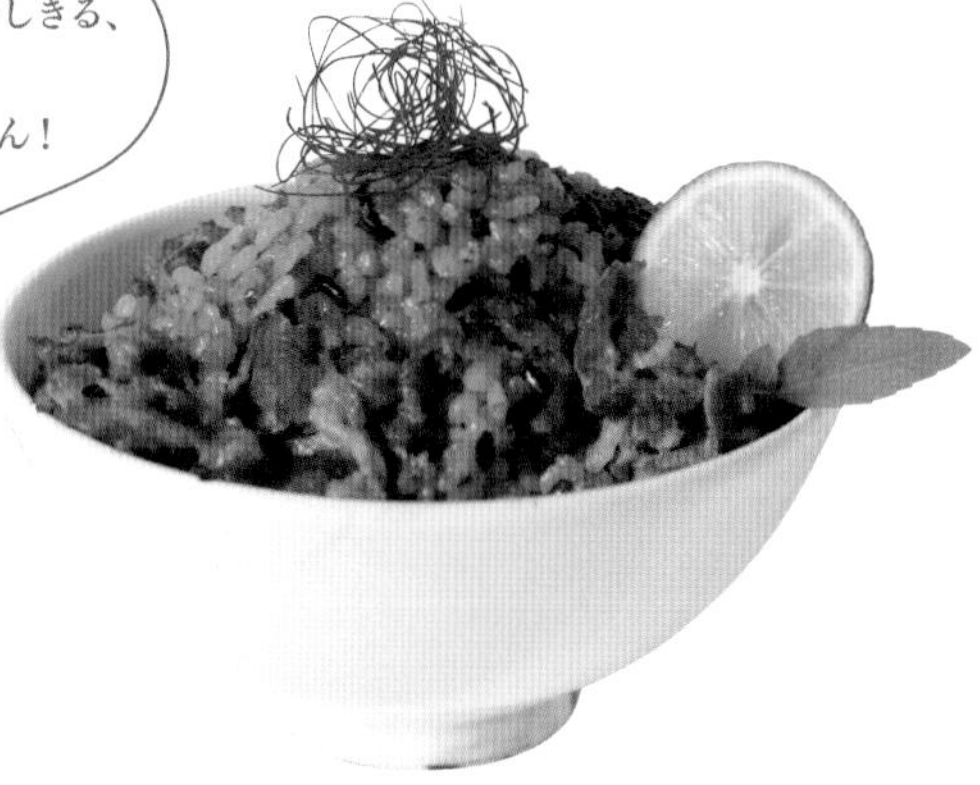

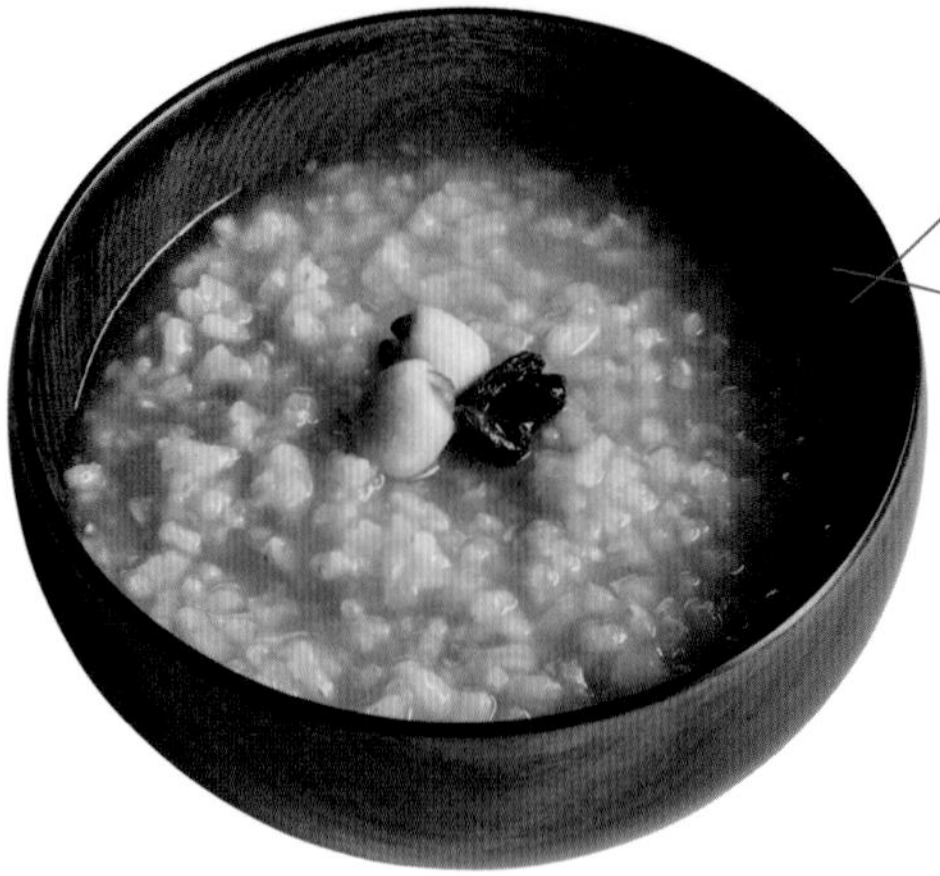

滋養のはす茶粥

奈良で宿泊した次の日は、茶粥をいただくのが定番。9世紀に空海がチャノキの種を持ち帰り、奈良県・宇陀の仏隆寺にまいたのが大和茶の始まりとされ、古来、奈良はお茶の産地でした。今での奈良では朝食にことことと番茶と、ご飯を煮込んだ茶粥が郷土料理の一つになっています。地元の人は「おかいさん」と呼び、「大和の朝は、茶粥で明ける」とも云われています。今回は、夜に食べすぎ・飲みすぎたり、夕食が遅くて胃が重たくなった朝にぴったりの、整腸作用があるはす茶で炊き上げました。

【材料】 1人分
・はす茶の茶葉　大さじ2〜3
・水　600mℓ
・お米　½合
・お好みで、塩、はすの実スナック、クコの実　適量

❶ お米は水でとぎ、ザルなどで水気を軽くきる。
❷ 茶葉をお茶パックなどに入れてお鍋に入れ、水を加えて火にかけ、沸騰したら中火で10〜15分ほど炊く。
❸ お米の芯がなくなり、ふっくら炊き上がったら器によそう。お好みでトッピングではすの実スナック、クコの実を乗せる。

メモ
・今回は胃腸を整えるはす茶を使いましたが、他にも番茶、黒豆茶、大和当帰茶、ヨモギ茶、赤紫蘇茶、柿の葉茶など、いろんな薬草が合いますのでお試しください。
・はす茶粥にお好みで塩、お漬物などを添えるのも一興。
・冷やご飯が余っている時や、時短をしたい方は、お茶を煮出して冷やご飯を加える方法でどうぞ。

かるかん

鹿児島に行くとお土産としてもたくさん見かけるかるかん（軽羹）は、薩摩の郷土菓子です。家庭でもよく作られる滋養のお菓子で、混ぜて蒸すだけで簡単に作れます。牛乳・小麦アレルギーの人にも嬉しい、やさしいおやつ。

【材料】直径6.5cm×約6個分
・山芋や長芋（皮をむく）　100g
・砂糖　100g
・卵白　1個分
・上新粉　100g
・水　50㎖

【下準備】
蒸し器に水（分量外）をセットして沸騰させておく。

❶ 山芋や長芋は皮をむいて擦りおろし、ボウルに入れて砂糖を3回に分けて泡立て器でしっかりと混ぜ込んでおく。
❷ 別のボウルで卵白をハンドミキサーでしっかり角が立つまで泡立て、①に入れてさっくりと混ぜ合わせる。
❸ ゴムベラに持ち替えて上新粉を加え、切るようにさくっと混ぜ合わせる。
❹ 水を3回に分けて加えて混ぜ合わせ、生地を型やカップに流し込む。蒸し器に分量外の水入れて沸騰させ、かるかんを入れて15〜20分ほど蒸し上げる。竹串を刺して生っぽい生地が串につかなければ完成！　取り出して粗熱がとれたら召し上がれ。

メモ
・今回はドーム状のシリコン型を使用しましたが、家にある使いきりのアルミカップやマフィンカップ、パウンドケーキ型などでOK。型の場合は薄くサラダ油を塗ったり、オーブンシートを敷くと外しやすいですよ。
・中にあんこが入っているパターンもありますが、シンプルに生地だけでも滋味深くておすすめです。

山芋入りの
おなかのくすり

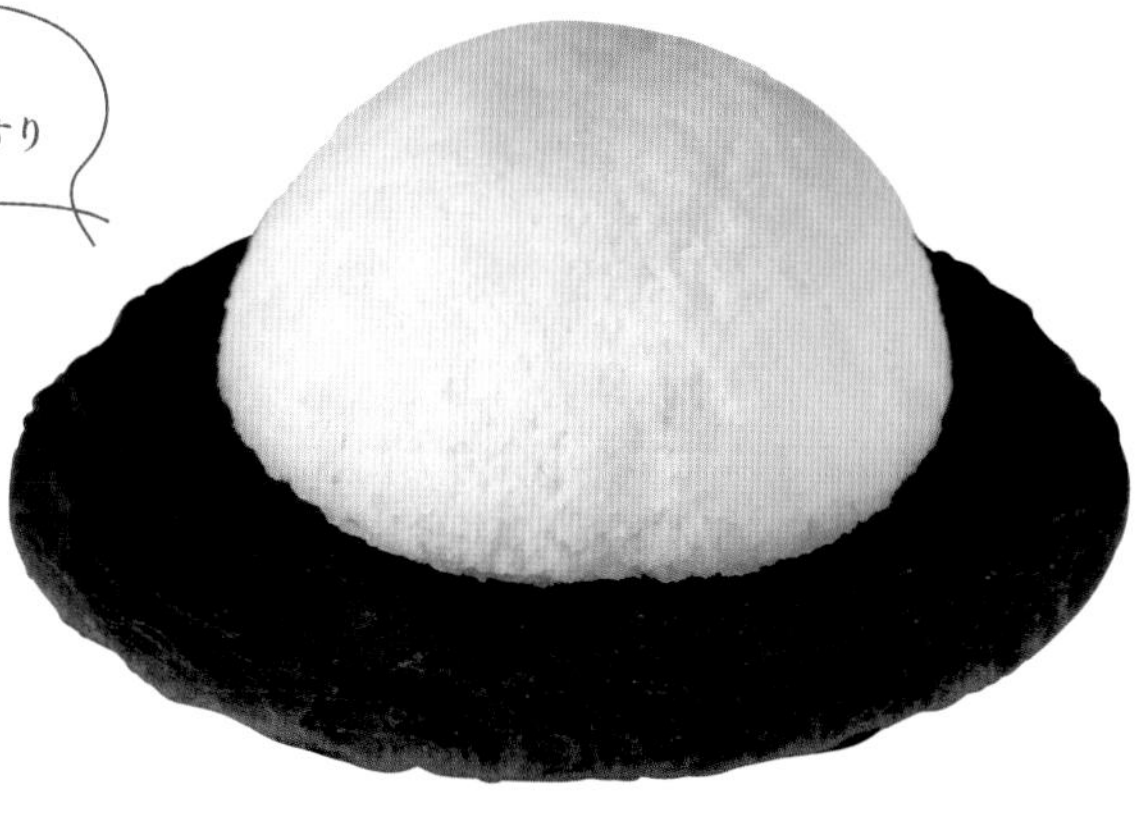

アマチャのノンシュガー豆乳葛湯

アマチャはユキノシタ科の日本特有の薬草。ヤマアジサイの成分変異株で、江戸時代から民間で薬として使われ始めました。今では4月の花祭りの時に、お釈迦様が誕生したお姿の仏像に、そっとアマチャを煎じた甘茶を注ぐことで有名ですね。アマチャの生葉はそのままだと甘くはなく、揉み込んだり発酵させたりすることで苦味成分グルコフィロウルシンが分解されると砂糖の600~800倍とも云われる強い甘みのフィロズルチンに変わります。その自然から生まれた、でも強い甘みは昔から砂糖の代わりに使われてきたという歴史があり、それをモチーフに葛湯をアレンジしました。

5章127ページでも登場する葛粉にも豆乳にも、女性ホルモンに似た働きをするイソフラボンが含まれているので、ダブルで女性に嬉しいレシピにしました。

【材料】カップ1杯分

・豆乳　180㎖
・アマチャの茶葉　大さじ1
・本葛粉　10g
・水　大さじ2

❶ 葛粉に水を加えてなめらかになるまで溶く。

❷ 小鍋に豆乳とアマチャの葉を入れて火にかけ、沸騰したら蓋をして一度火を止める。3分ほど蒸らして豆乳が甘くなったら茶葉をスプーンなどで軽く絞りつつ取り出す（長く漬けるとさらに甘くなるので、お好みの甘さにしてください）。

❸ 再度弱火にかけてふつふつ沸騰してきたら、水溶き葛粉をもう一度均一に混ぜてから加え、かき混ぜながらゆっくりとろみがつくまで火を通す。

メモ

・お好みで擦りおろし生姜を加えても美味しいですよ。私はアーモンドミルク（無糖）やライスミルクで作るのも好きです。
・アマチャがない場合は、はちみつや砂糖で代用可能。甘さはお好みで。

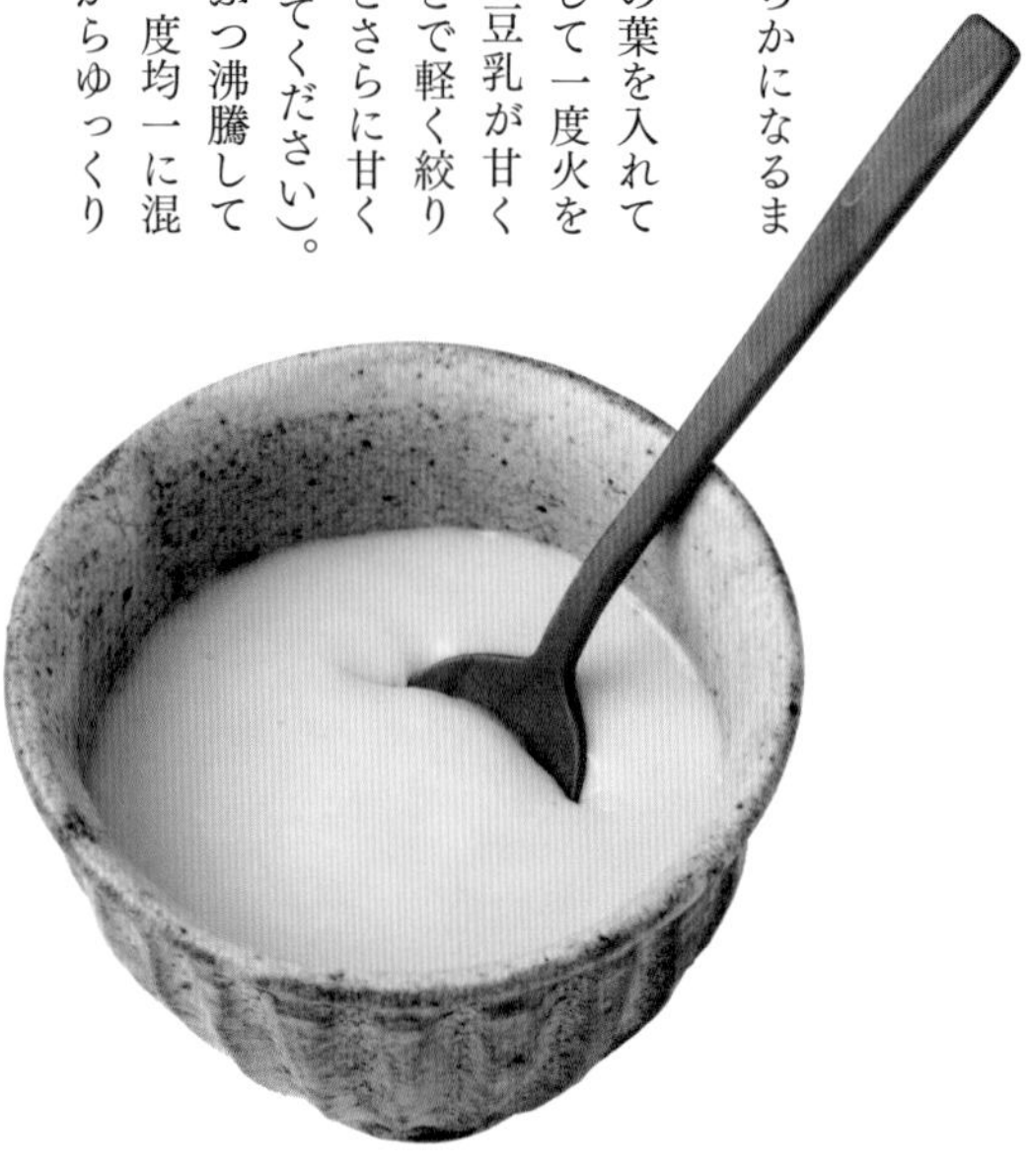

とろとろあつあつ、
小腹が空いた時に
ちょうど良い一品

ヨモギのグリーンパンナコッタ

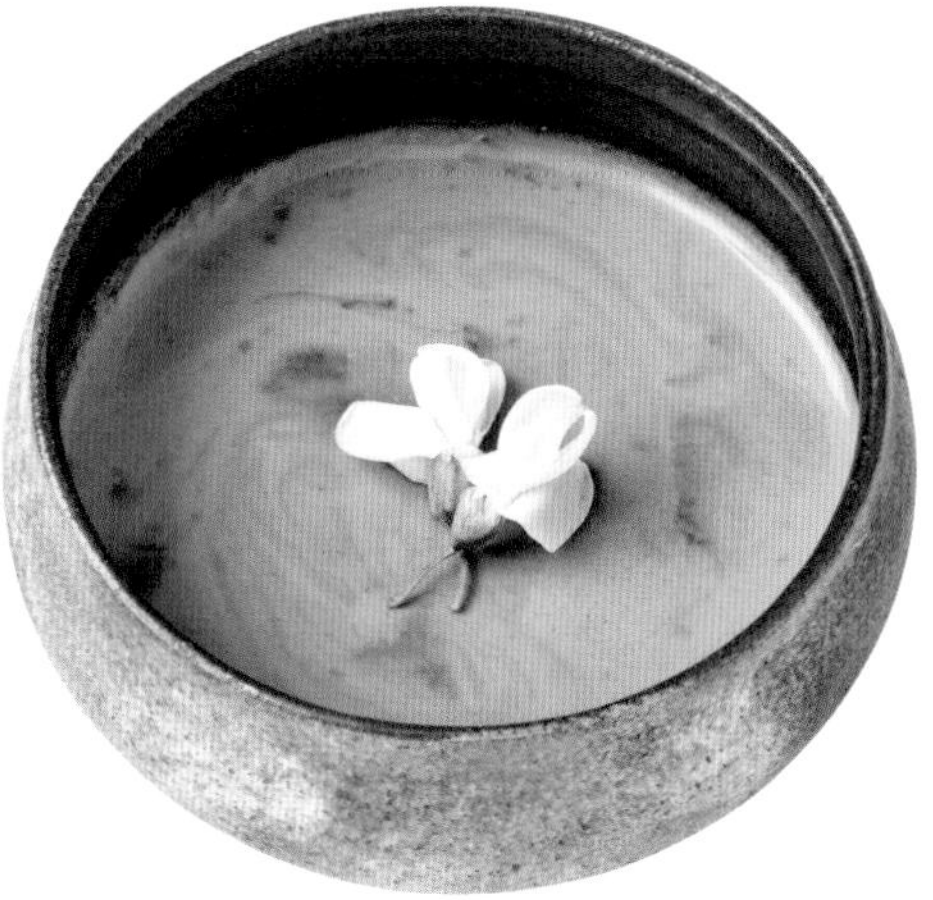

薬草の女王と名高い
ヨモギの緑色が映える、
簡単スイーツ

昔からヨモギは女性の味方。切り傷の止血や虫刺されに生葉を使うと聞いたことがある方も多いのではないでしょうか。冷えや貧血、便通（便秘と下痢の両方）、神経痛、腰痛などにも良いとされています。お灸の原料であるもぐさはヨモギの葉の裏側の繊維。

そう、ヨモギはとっても繊維が多いので、なかなか乾燥後でも細かく切ることが難しいのですが、すり鉢などで十分に乾燥したヨモギを擦り、繊維と粉に分けると、繊維はお灸作りに、粉はお料理やスイーツ、お菓子作りに使えて二度お得です。ヨモギの柑橘にも似た爽やかな香りと心地よい苦味が、パンナコッタの甘さにエッジを立てます。

【材料】 5号アルミカップ 約8個分

・牛乳　１５０mℓ
・生クリーム　２００mℓ
・砂糖　20g
・ヨモギ（粉末）　大さじ1～1½
・粉ゼラチン　４g
・水　小さじ1
・ラム酒（お好みで）　少々
・お好みで食用花やフルーツなど

❶ 粉ゼラチンと水を合わせてふやかしておく。

❷ お酒以外の材料を入れて火にかけ、ゼラチンと砂糖が溶けたら火から下ろしてラム酒を加える。

❸ お好みの器に注いで粗熱が取れたら冷蔵庫で冷やし固める。

メモ

・ヨモギの粉末は市販品を購入することもできます。ものによっては下処理が必要なものもありますので、商品の注意書きをご確認ください。もちろん、ヨモギ以外の粉末（桑や杜仲《トチュウ》などたくさんあります）に変えてもＯＫです。写真では、蜜の香りを宿したニセアカシアの花を添えました。
・ラム酒はコアントローやバニラエッセンスでもＯＫ。
・砂糖をはちみつにしたい場合は、大さじ1で使用。

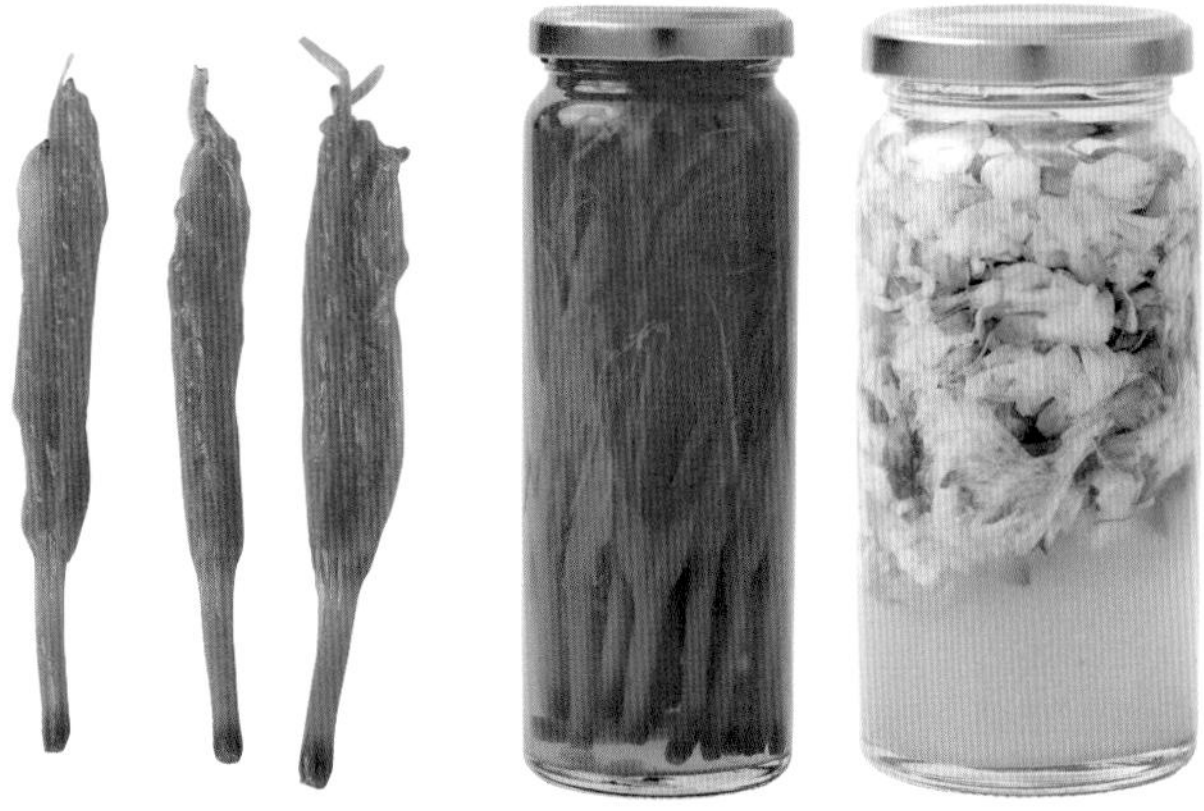

色とりどりの花盛りを、
ぎゅっと詰め込んで

薬花の甘酢漬け

花の季節は短い。一日しか咲かない花もあれば、数日～数週間咲いているものでも、気がつくといなくなっていますよね。まさに光陰矢の如しで時間が過ぎていく中でも、大好きな、綺麗な花をしばらく愛でていたい。そんな時には、しばらく保存ができる甘酢漬けが便利です。手軽に買えるものとしては、菊花が一番馴染みがあるでしょうか。その他、食用にできる花であればなんでもできますので、色々とお楽しみください。

【材料】作りやすい分量
- 花びら　約100g（今回はハリエンジュ＋サツキの花、アキノワスレグサの花）
- 酢　75㎖
- 砂糖　大さじ2
- 塩　小さじ½
- 出汁（お好みのものでOK）　75㎖

❶ 花はさっと洗って虫やゴミなどを取り除く（長く浸けすぎると香りが飛ぶので短めに）。水気をしっかりときって、清潔な容器にぎゅぎゅっとたっぷり詰め込む。

❷ 小鍋に酢、砂糖、塩、出汁を入れて火にかけ、砂糖と塩が溶けたら火を止める。

❸ ②の甘酢液が熱いうちに①の花びらに熱を通すように回しかけ、蓋を閉める。1晩以上寝かせると、さらに味が馴染んでくる。

メモ
- 菊花やベニバナの花など、色々な花が食用にできますが、観賞用として売られている花は農薬などが使われていることが多いので、事前にご確認ください。
- ピクルスを作る感覚で、胡椒や唐辛子、マスタードシード、フェンネルシードなどのスパイスを加えたり、お花の一部をお好みの香味野菜や夏野菜に置き換えてもOK。

桜の花の塩漬け・桜塩

　束の間の春に夢のように咲いては美しく散っていく桜の儚さに、思わず「もう少しだけ見ていたい」と、手を伸ばし、塩漬けを作ることにしました。できるだけ濃い桃色の花を咲かせる桜（八重桜など）を選ぶと綺麗に仕上がります。今回は、ソメイヨシノよりも色の濃い河津桜で作ってみたら、やさしい色付きになりました。

　その工程で生まれる桜の漬け汁で桜塩も作れるので、そちらもおまけにどうぞ。

桜の花の塩漬け

【材料】作りやすい分量

- 桜の花　40〜50g
- 塩　8〜10g
（桜の花の20〜30%が目安）
- レモン汁、塩（保存用）　各適量

❶ 桜は7分咲きくらいのものを選んで花柄の根本から摘んで水洗いし、そっと清潔なタオルなどで水分を拭き取る。
❷ 塩をまぶすように保存袋に入れ、重石（液体の入ったペットボトルなどでOK）をして1晩置く。
❸ レモン汁を加えて全体に回るように軽く混ぜたら、再び重石をして1週間ほど置いておく。
❹ 水分を拭き取り、キッチンペーパーなどに広げて軽く乾燥するまで陰干しをする。
❺ 保存用の塩をまぶして清潔な瓶に詰めて保存する。

メモ
- レモン汁は米酢でもOK。
- 桜の花の塩漬けは、使う前にさっと水で洗って塩を抜き、ご飯やお料理に添えたり、緑茶や昆布茶に入れて桜茶にして楽しみます。

桜塩

工程③で漬け込み後に出る桜の漬け汁をお塩に少量加えて混ぜ、キッチンペーパーなどに広げて乾燥させるとほんのり香りと色が染まった桜塩ができます。今回は塩15g（大さじ1）に桜の漬け汁2gを加える割合で混ぜ、干しています。

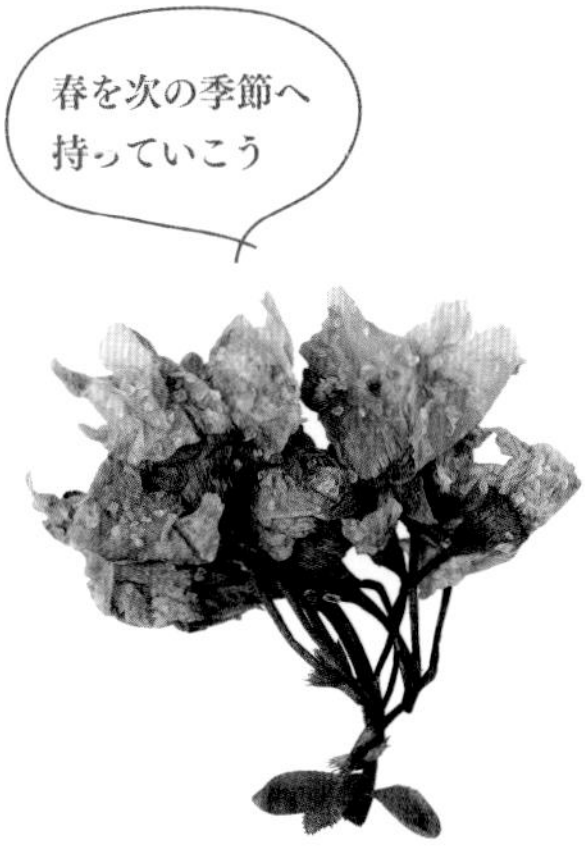

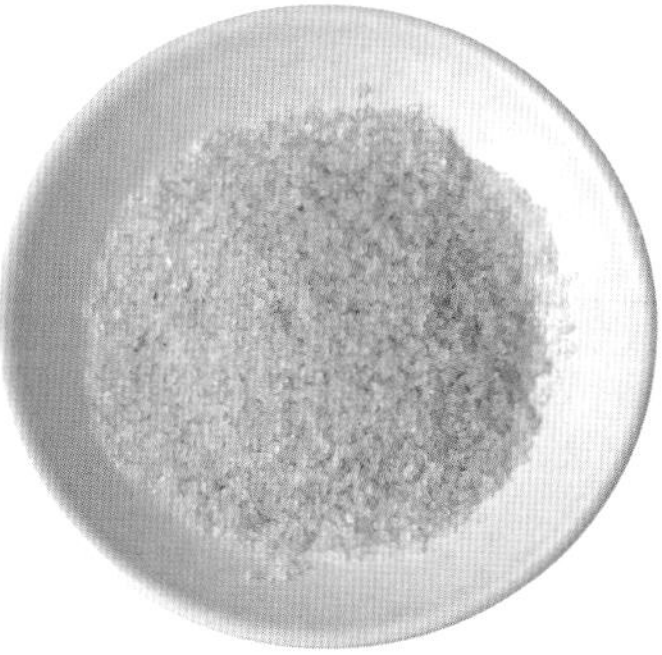

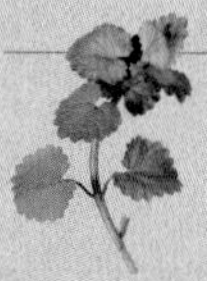

薬草コラム ❶

薬と毒は、表裏一体

薬草の話をする時には、真逆のようではありますが毒草の話も重要になります。

そもそも、薬草と毒草の境界線はとても難しい。有名なのは、猛毒で口に入れると量によっては死に至るトリカブトですが、特別な加熱処理を行い、量を適正に扱うと強心薬の材料の一つとなります（非常に難しいので、絶対に行わないでくださいね）。つまり、使い方によって毒は薬になり、薬は毒にもなります。良い塩梅《あんばい》とはよく言ったもので、塩も梅も用法・用量が適正であれば食用や薬にもなりますが、度を過ぎれば症状が出たり死に至ることも。

自然界の毒は強いものもたくさんありますから、見知らぬ植物をとりあえず口に入れてみる……というのは危険です。まずは死に至る可能性のある有名な毒草と、山菜など食用・薬用になる薬草にそっくりで間違えやすい毒草は先に覚えておき、見分けるポイントも押さえておきます。見分けに自信がない時は、詳しい人に聞いたり、迷ったらやめておくなども懸命です。くれぐれも無理はしないでくださいね。

間違えやすい薬草と毒草の一例

○食用・薬用	×毒草	見分けるポイント
ニリンソウやモミジガサ ゲンノショウコ	トリカブト	花の色や形など。 トリカブトは青紫の五弁花で、 上の花びらが細長い兜型。
セリ	ドクゼリ （茎は太い竹節状）	食用のセリは、 いつものセリの香りがします。 ドクゼリはしない。
オオバギボウシ	バイケイソウ コバイケイソウ	オオバギボウシは芯がない。 バイケイソウたちは芯があり、 独特の臭い匂いがする。
ギョウジャニンニク（葉）	スズラン スイセン（葉）	ギョウジャニンニクはニンニクに 似た匂いがする。ただし野生種保護のため、 摘んで良い場所でも根は残し、 葉や若芽のみを摘む。
フキノトウ	ハシリドコロ フクジュソウ（芽吹いた頃）	フキノトウは、フキらしい香りがあり、 土の下は長めの根茎がある。

＊似たような場所に生え（すぐ隣に生えていたりする）、葉の形も似ているものもあるので要注意！

3章
もっと薬草のある生活に

器や道具の楽しみ

「薬草茶を淹れる時に、どんな器がおすすめですか?」と、よく聞かれます。
実は既に家にある物で十分で、カップだけあればなんとか淹れて飲むことができます。ですので、「気兼ねなく、お好みの物をお使いください」と普段はお答えはしますが、せっかく世界に誇れる素晴らしい工芸が日本にもありますので、お手頃でちょっと感性が豊かになる、お気に入りのものたちをご紹介いたしますね。

大正時代から云われている「用の美」という、名もなき職人さんたちが作った器の美しさを見出す感性があります。柳宗悦たちによる民藝運動に由来する言葉ですが、手仕事で生まれた器や道具は独特の野趣ある美しさや力強さがあり、お茶やお料理の味わいが増します。そして民芸は、昔から市井の人々のために作られているので、お手頃価格で気兼ねなく購入し、使うことができるのも魅力の一つ。伝統工芸も現代に合うものも、たくさんあります。匠の技に惚れ惚れとするものも多いですが、飾っておくだけでは勿体ない。器や道具は使ってこそ本領を発揮しますので、ぜひ愛用してあげてくださいね。

良い物は使うだけで、自然と使う人の所作も体験も美しくしてくれます。食育の一環で学校給食の器をプラスチックから地元産の漆器に変えた会津では、子どもたちの食器の扱いが誰かが教えなくても自然と丁寧になったと、現地で教えてもらいました。人間の感性は言語化されていない器の佇まいからも多くのことを受け取っているようです。

ですので、「形から入る」というのは、案外本質的で、良い始め方かもしれないなと思っています。私も本漆の器を持っていますが、とろんと溶けるような肌触りで、器を選ぶ時も自然と手が伸びます。良い道具は使う人の感性を育ててくれるようです。

昔は自分たちが使う道具や器を、自分たちで作ることも当たり前でした。作るのが好きな方は、茶箱に柿渋を塗ったり、お茶っ葉袋を縫うのも楽しいですよ。自分の手の大きさや動きの癖、好みに合わせてアレンジができます。

道具には直接的な機能以外のものもたくさん含まれます。茶器の素材が変わると味も変わるため、ある意味、調味料でもあります。また、本書に登場する茶荷《ちゃか》や茶則《ちゃそく》は、お茶葉を移動させる道具ですので、極端に言えばなくてもお茶は淹れられますが、お茶を一度取り出して急須に移すという行為をひと工程増やすことで、お客様に茶葉をお見せしたり、量を計ったり、移動という行為にたくさんの意味が生まれて、美しい動作になります。

物は寿命が長いので、共に時間を重ねていくことになるパートナー。傷んだら金継ぎなどで補修をしながら、愛おしい時間を過ごせると幸せですね。

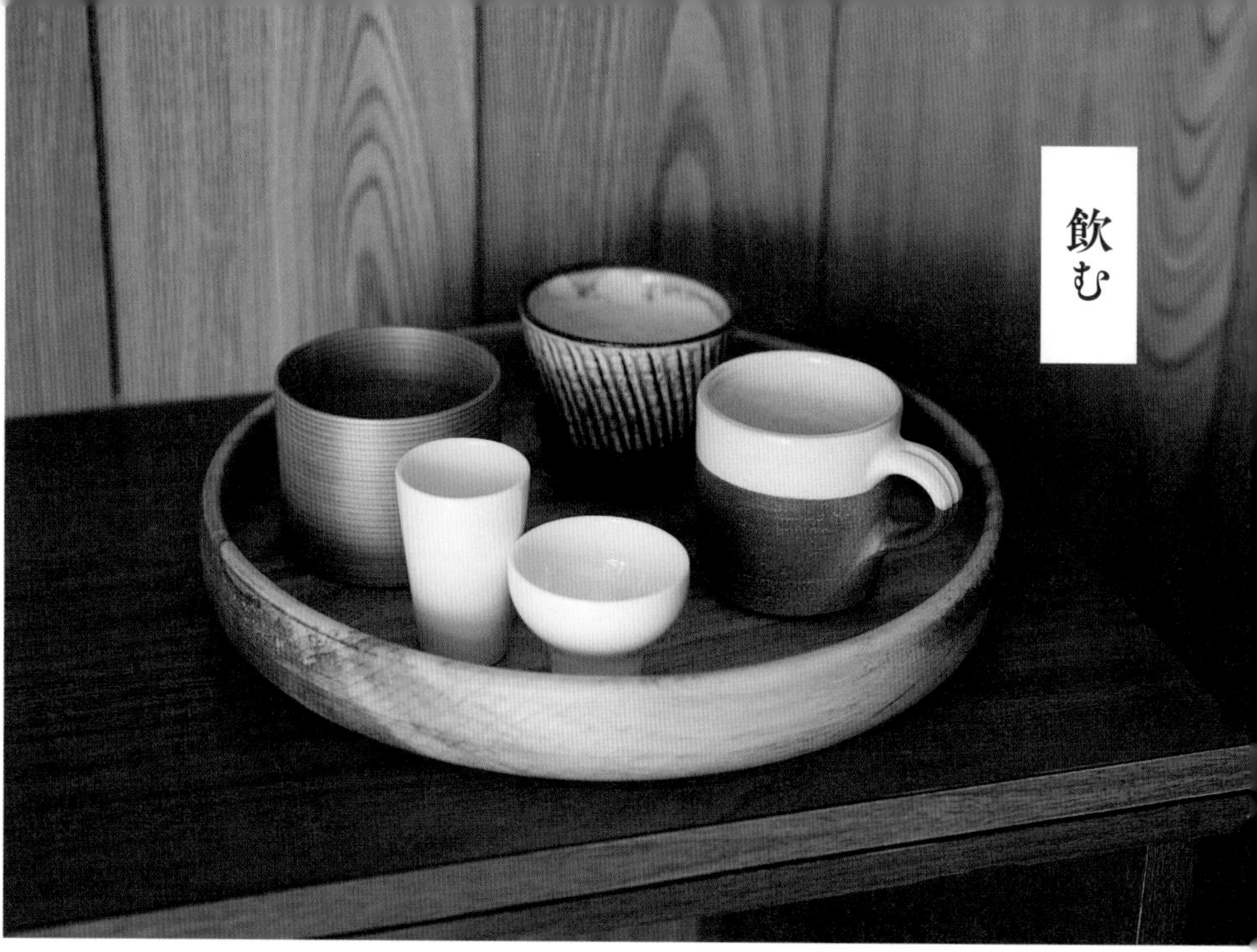

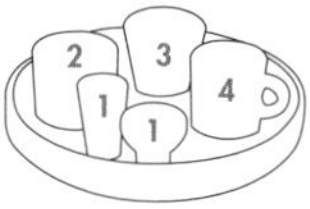

1. 盃

美濃焼／陶器／岐阜県

美濃でも平安時代から焼き物が作られており、16世紀には織田信長の経済政策の一環で瀬戸周辺の陶工たちが移り住むようになり、優れた窯がたくさん造られて織部焼などの名作が生まれるようになりました。現代では和洋の日常使いの器もたくさん焼かれておりますが、その中の盃を中国茶の茶器に見立てて使っています。細い方は聞香杯として最初にお茶の香りを聞く時に、口が広い方は茶杯として飲む時に使います。

2. 曲げわっぱ

曲げわっぱ／木工／秋田県

約1300年前から作られ続けている、秋田杉の曲《まげ》物《もの》。一番美しい杉目を持つ年輪の柾目を薄く剥ぎ、熱湯に漬けて柔らかくなったところを、ぐっと力をかけて曲げて留め、形を定着させます。軽く、割れにくく、肌触りもなめらかで、杉の香りも心地良い。使い込むと色が穏やかになっていくのも愛着が湧きます。17世紀後半には大館城主佐竹西家が下級武士たちの副業として奨励し、藩が誇る産業になっていきました。伝統工芸品に指定され、今でも伝統が受け継がれています。

3. そば猪口

小鹿田焼／陶器／大分県

江戸時代中期に小石原焼（現在の福岡県の焼き物）が伝わり、現地から陶工を招いて始まった小鹿田焼。始まった当初と同じ技法が守られ続けており、飛び鉋《かんな》や刷毛目などの独特の文様が特徴です。原料となる土はすべて周辺集落から自給し、釉薬の原料となる灰も身近な植物から作った自然なもの。土の生成も機械を使わずに手作業で行い、共同の登り窯も現役で活躍しています。その長く紡がれてきた伝統は、国の無形文化財にも指定されています。お料理や飲み物を引き立てる色合いと、やさしいフォルムは毎日使っても飽きません。

4. コーヒーカップ

出西窯／陶器／島根県

現在も大きな登り窯で焚き上げている、数少ない窯元。松の割木を2日にわたって日中夜焚べ続けて1200℃にもなる炎で焼き上げていきます。1947年に創業し、陶芸家・河井寛次郎をはじめ、柳宗悦、濱田庄司などの民藝運動の中心人物の指導を受けて、実用の器を目指して作られています。お手頃で、シンプルで、とにかく使いやすくて美しい。手に馴染む器なので、手放せません。

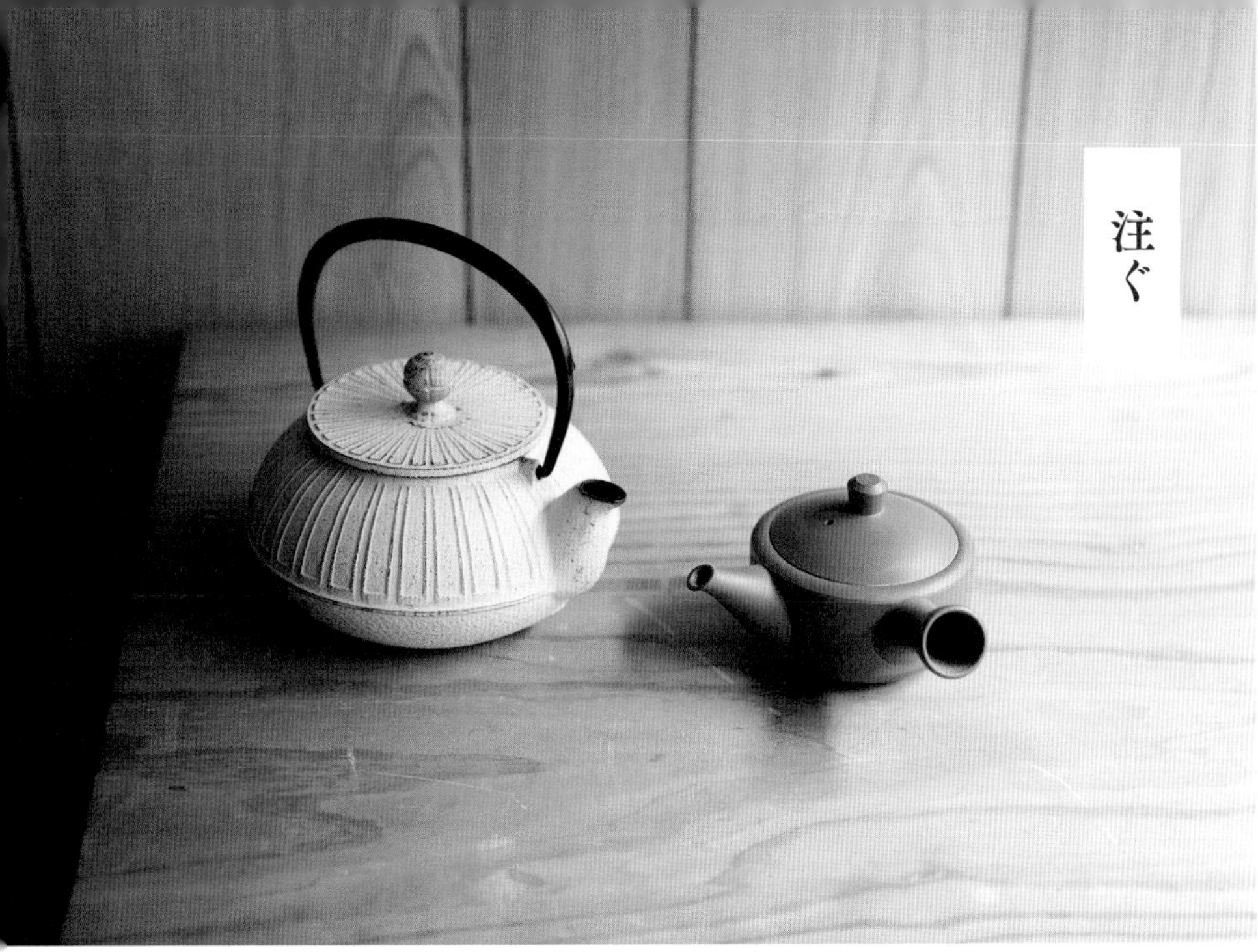

注ぐ

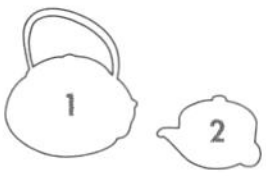

1. 南部鉄器の急須

南部鉄器／金属／岩手県

17 世紀の中頃に、南部藩が京都の釜師を招いて茶の湯釜を作ってもらったところから始まり、その後も良質な原材料にも恵まれ、型に流し込んで作る鋳物の製造が受け継がれています。鉄分補給には、ホーロー加工がされていない（漆加工は OK）鉄器を使うか、鉄瓶で沸かした湯を使うと、体内に吸収しやすい二価鉄《にかてつ》が補えます。

2. 陶器の急須

常滑焼／陶器／愛知県

平安時代から焼き物の産地であった日本六古窯《ろっこよう》の一つである常滑《とこなめ》エリアは、中世では最も大きな産地となり、大甕などの大物が人気でした。常滑焼といえば、朱色の急須を思い浮かべる方もいらっしゃるかと思いますが、朱泥《しゅでい》焼きは江戸時代に作られ始め、現代の急須の形の源流となった朱泥急須も、この地で生まれました。常滑の赤土は本朱泥と呼ばれ、お茶をまろやかにしてくれると云われています。

保存する

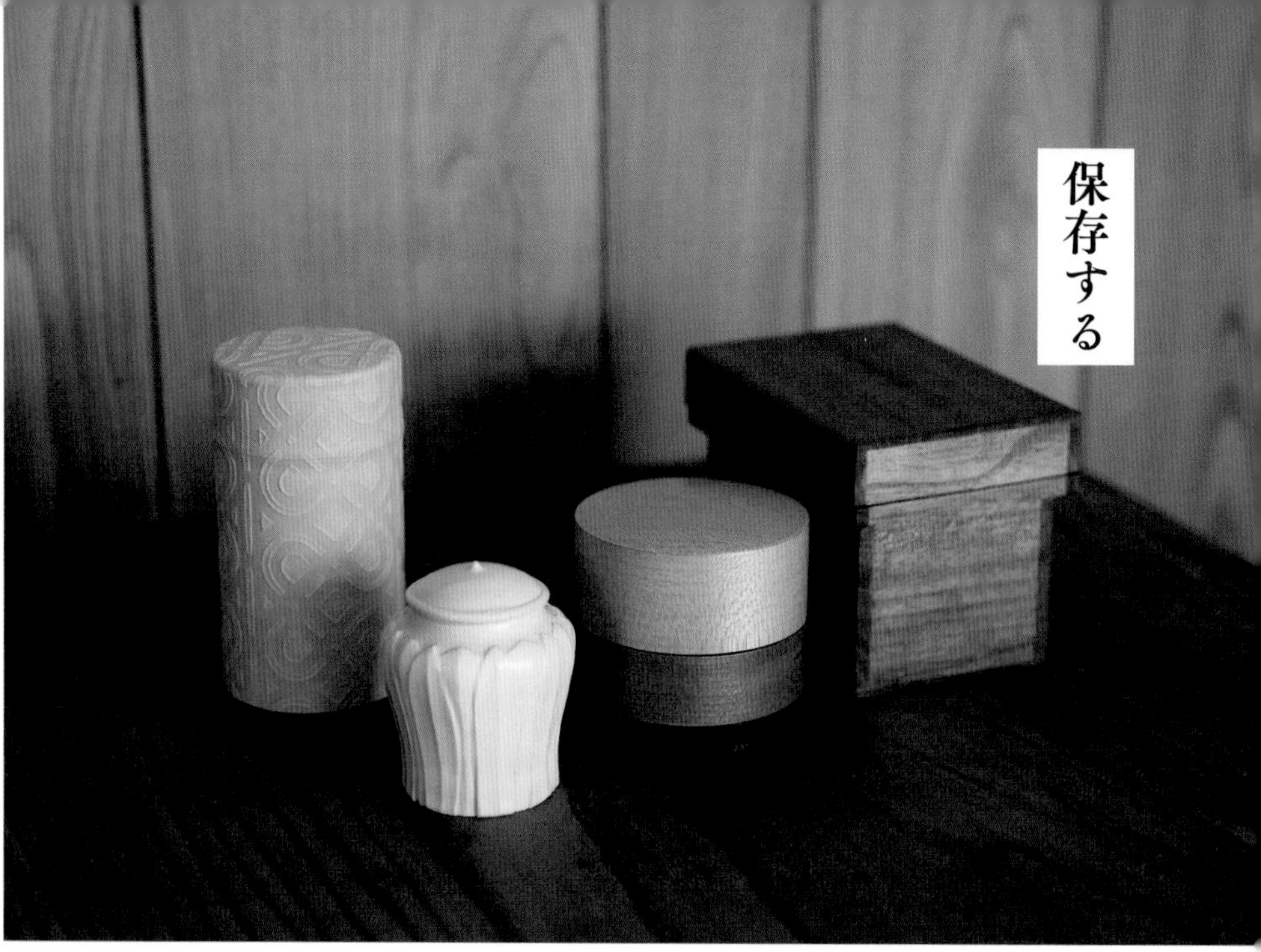

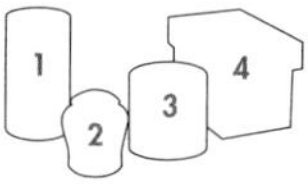

1. 越前和紙の茶筒

福井県／山次製紙所

清流が流れる越前市は、約1500年前から和紙の産地として紙漉きが行われてきました。その遥かなる時間を経ても同じ原料、同じ道具を使い、新たな技法や技術も取り入れながら進化する伝統工芸。この茶筒を包む和紙は、「浮き紙」と呼ばれるエッジの効いた柄の凹凸が施されたもの。ビビッドな色合いと幾何学模様が食卓を鮮やかにしてくれます。

2. 茶心壺《ちゃしんこ》

煎茶道で使われる、茶葉を入れる器。葉茶器、茶貯、建城とも呼ばれます（茶壺《ちゃこ》と呼ばれることもありますが、中国茶では茶壺は急須のことを指すので少し注意が必要です）。右手で持ち、横に傾けて回転させながら茶則に茶葉を出します。

3. 樺細工の茶筒

秋田県／藤木伝四郎商店

秋田県の角館は、樺細工の名産地。主にヤマザクラなどの桜の樹皮を使って仕上げられます。江戸時代に樺細工が伝授され、藩主の庇護のもとで下級武士たちの手内職として作られるようになり、武士の妥協を許さない魂がこもった印籠や眼鏡入れなどが作られました。「型もの」という樺を貼り付ける手法で生まれる茶筒は、樹木の風合いが活きていて美しい。こちらは桜の樹皮、桜の木質、カエデと、景色の違う3種類の木材を組み合わせる独特の技法が施されています。和室にも洋室にも合うので、重宝しています。

4. 京都の柿渋と茶箱

「生薬を保存するものには、柿渋を塗った」と教えてくださったのは、京都の老舗の漢方薬局のおじいさまでした。柿渋に含まれるポリフェノールが防腐、防水、防虫、抗菌・抗ウイルスなどの作用があり、茶葉を守ってくれるのです。その方に柿渋屋さんがあることも教えていただき、桐の小さな茶箱に柿渋を塗ってみました。何度も重ねて塗るほどに、色味も深まり、硬度も増していきます。

移す

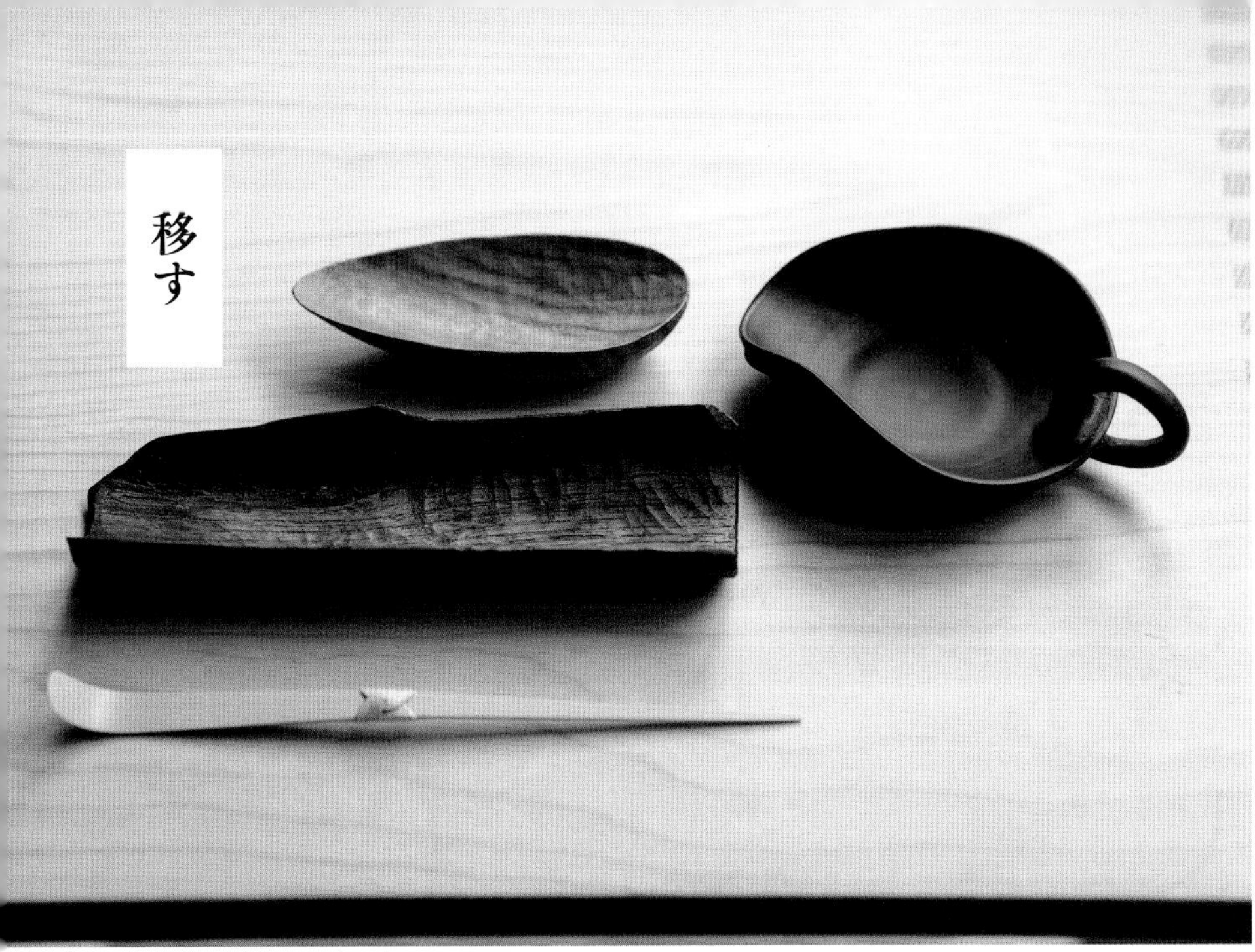

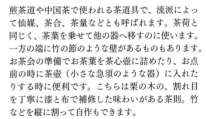

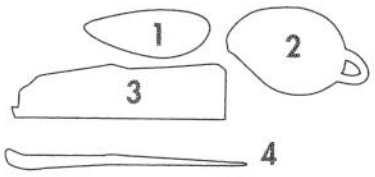

1. 茶匙《ちゃさじ》

茶葉や抹茶を茶器に移す短めのスプーン状のお道具。計量する・運ぶといった役割があります。すくう部分だけのものや、スコップのように取っ手がついたものなど、形は様々。珈琲や紅茶を淹れる時に茶匙を使う方もいらっしゃいます。

2. 常滑の茶荷《ちゃか》

中国茶を淹れる時に使われることがある茶道具。茶葉を乗せて、茶壺や蓋碗（茶葉とお湯を入れて蓋をし、少しずらして飲むカップ）に運ぶ茶道具のこと。歪んだ形の凹みから茶葉を注ぐように移すことができます。自分で茶葉の量・見た目・香りを確認しながら淹れることができ、お客様に茶葉をお見せする時にも使えます。一般的には取っ手のない形が多いですが、こちらは取っ手付きで所作が美しくなります。常滑焼の中でも特に精密な技工を施す職人さんが打つようにして文様をつけた逸品です。

3. 茶則《ちゃそく》

煎茶道や中国茶で使われる茶道具で、流派によって仙媒、茶合、茶量などとも呼ばれます。茶荷と同じく、茶葉を乗せて他の器へ移すのに使います。一方の端に竹の節のような壁があるものもあります。お茶会の準備でお茶葉を茶心壺に詰めたり、お点前の時に茶壺（小さな急須のような器）に入れたりする時に便利です。こちらは栗の木の、割れ目を丁寧に漆と布で補修した味わいがある茶則。竹などを縦に割って自作もできます。

4. 茶杓《ちゃしゃく》・茶針《ちゃばり》

こちらは茶杓と茶針が合体した、どちらにも使える珍しいタイプ。茶杓とは、お抹茶などをすくってお茶碗へ移すもの。粉のお茶・野草茶を淹れる時に使っています。茶針とは、中国茶で使うもので、茶壺でお茶を淹れた時に、注ぎ口の網目状のところに茶葉が詰まった場合にそっと注ぎ口から差し込んで外したり、円盤状に固められたプーアル茶（普洱茶餅）などのぎゅっと固められた茶葉を崩す時に登場しますが、その場合は金属など強度のある茶針がおすすめです。

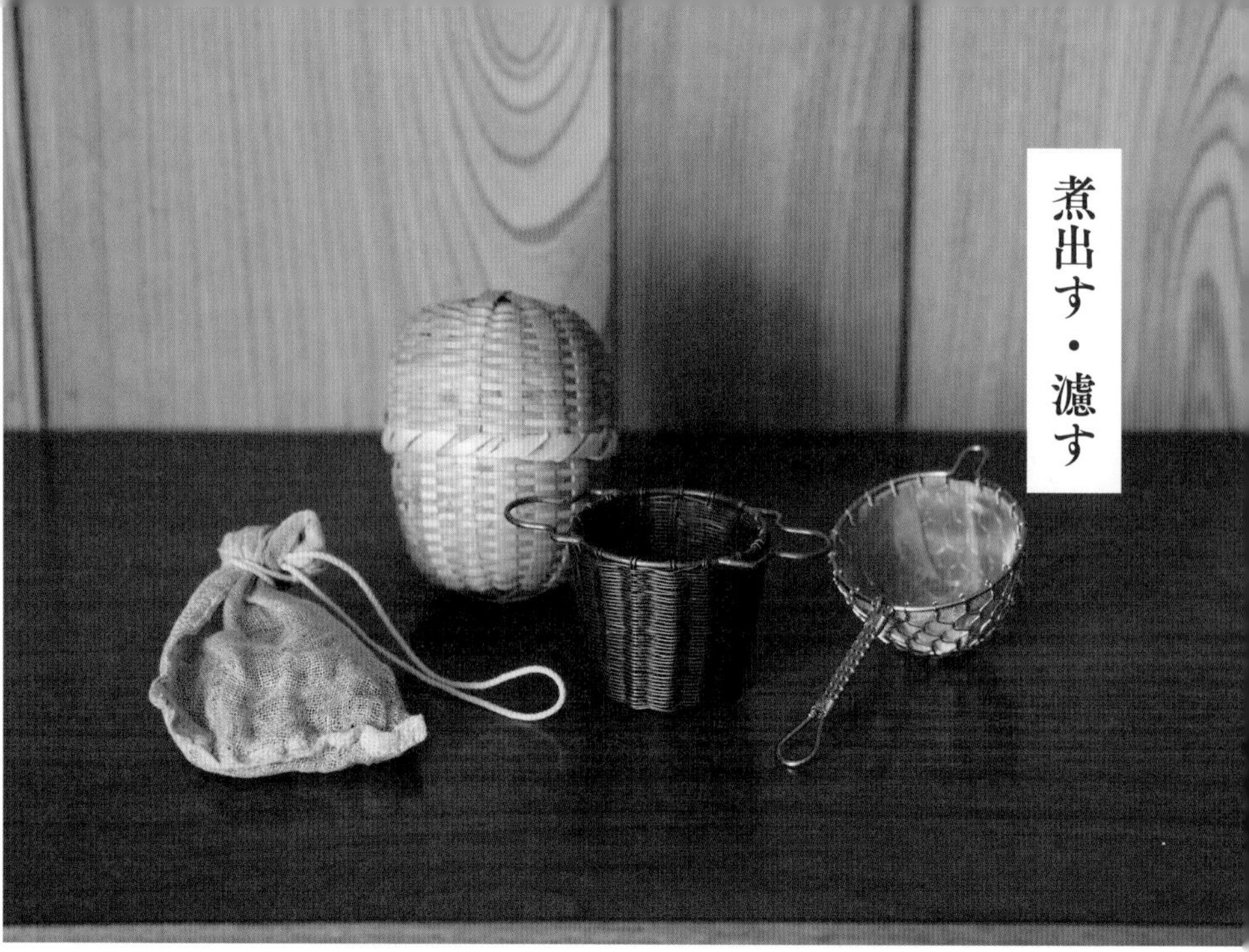

煮出す・濾す

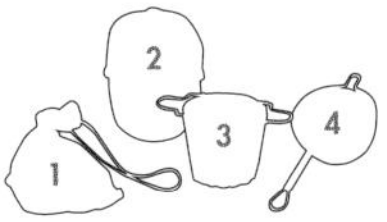

1. 麻の茶袋

和歌山県

現在は使い捨てのお茶っ葉袋が主流になっていますが、戦前は近畿地方では各家庭でお茶っ葉袋を縫い、何十年も毎日使い続け、お茶の色に染まっていたそうです。こちらは「昔、祖母が茶袋を使っていた」という記憶がある和歌山県みなべ町出身の知人の記憶を頼りに形を復元したもの。乾燥しやすいように麻布で仕上げています。

2. ちゃん袋

奈良県

全国でも珍しい、竹製の茶袋（現地の呼ばれ方では「ちゃんぶくろ」）。今ではもう、奈良県の１人のおじいさまだけが作ることができます。精巧に編まれた半円状の２つのパーツを組み合わせ、中に茶葉を入れて煮出します。竹製品作りがさかんな山村ならではの技術で、竹を切るのも干すのも加工するのも、決まった季節に行う１年がかりの手仕事です。

3. 真鍮の茶こし

マグカップなどに置き、茶葉を入れてお湯を注ぎ、抽出ができたらかごを引き上げるタイプ。たっぷりの茶葉を入れることができます。金属は冷えるので、一度カップとともにお湯などで温めてから使うのがおすすめです。こちらも時間を経て色が移り変わっていくのも愛おしいところ。

4. 京金網の銅製金網茶こし

京都府

片手鍋ややかんなどでお茶を沸かした時に濾すのに便利な大きさ。使う前に、一度全体を水に通しておくのがおすすめです。平安時代から続いていると云われる伝統工芸・京金網。亀甲文様の網目は全て手編みで巧みに仕上げられています。銅は使いこむほどにだんだんと飴色に変わっていき、傷んだ部分は張り替えなどもしていただけるので何十年も使うことができます。

クロモジの楊枝と菓子箸

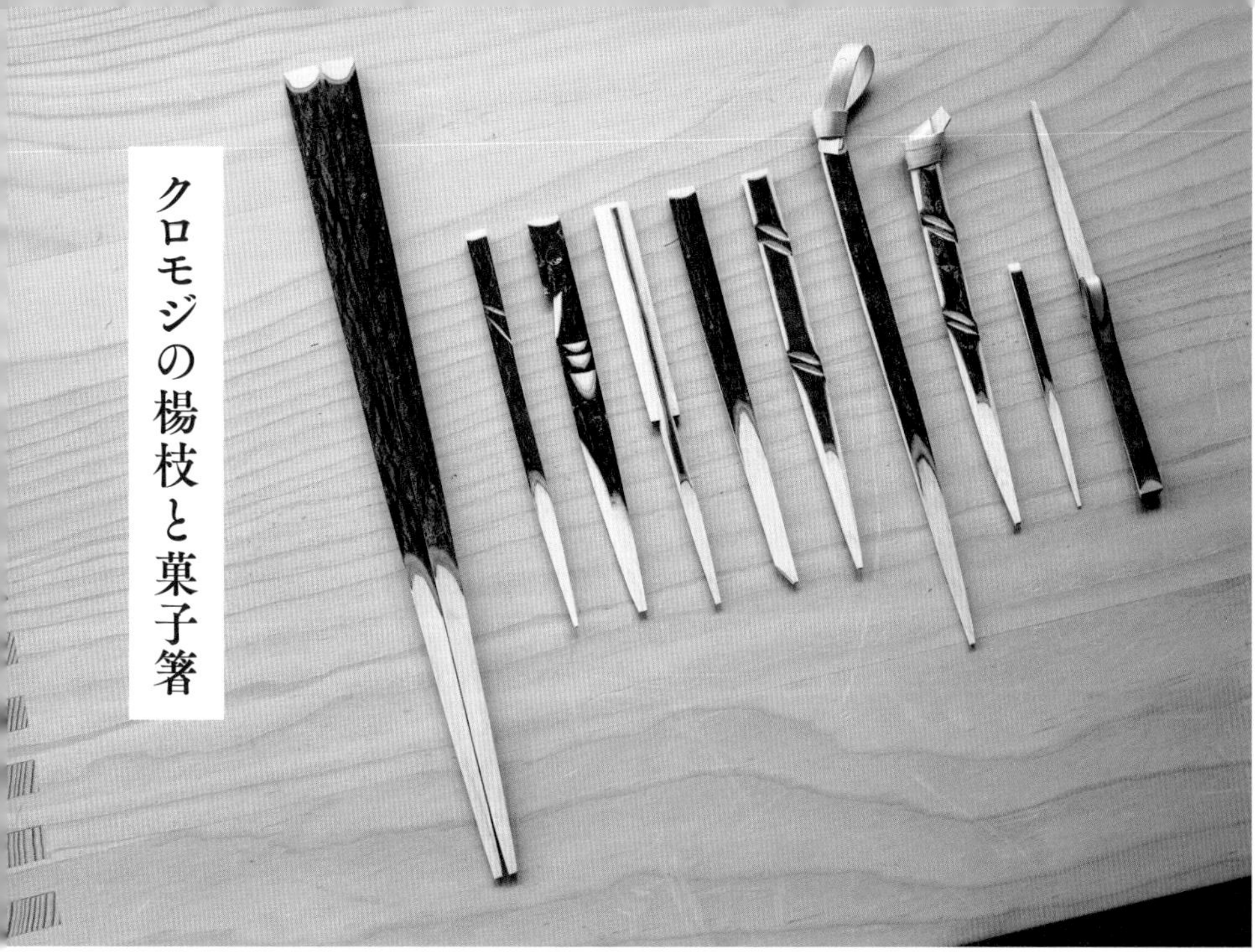

クロモジとは

お茶会の時や、高級な和菓子を買った時に添えてある楊枝の名前は「黒文字」。まさしくこのクロモジの樹から作られています。さっと水に通してから使用します。香りが良いことと、抗菌作用があることを昔の人も知っていたのでしょうか。クロモジの楊枝や箸は、職人さんが一本一本、1mm以下に彫るという精微な仕上がり。黒っぽい樹皮と木質部の間のグラデーションの美しさや、先端が口の中を傷つけないように綺麗な正方形にしてあるのが職人さんの腕の見せどころ。その他、縁起物をモチーフに施された楊枝も数十種類とあります。産地としては大阪、伝統工芸品としては千葉の雨城楊枝が名高い。

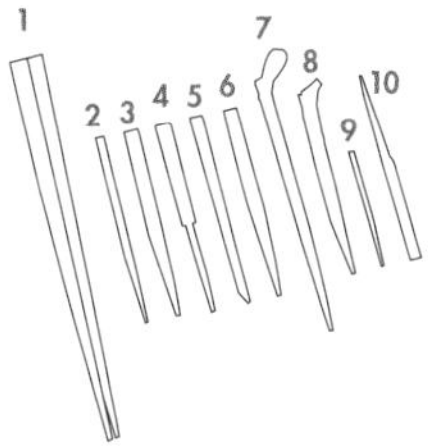

伝統的な形

1. 茶席箸（菓子箸）
2. しのたけ
3. 鯉のぼり
4. 末広（扇）
5. 会席
6. 竹
7. むすび
8. たけのし
9. つま楊枝
10. 梅

和菓子を食べる時には、クロモジの枝で作った黒文字楊枝を使うことがあります。黒文字楊枝には様々な形があります。松竹梅、末広がりの扇など縁起物になぞらえた伝統的な形に加えて、現在の創作楊枝(しのたけ、鯉のぼりなど)もあります。「一番難しい形はどれですか？」と、職人さんに訪ねたら、たけのしやむすびのように上部の結んである部分である「のし」が難しいとのこと。ちょうど良い長さに切り出し、絶妙な薄さに削がないと綺麗に結べません。削りたての香りが良いので、お茶事の日に合わせて作るのだとか。山にクロモジの樹を切りに行くところから始まる楊枝作りは、まさに技あり！

極楽・薬草湯

お風呂は、毎日の楽しみの一つ。

温かいお湯で温まると血流が良くなり、からだも心も解放されるかのようです。そんなお風呂に薬草を加えてみませんか？　薬草を入れると回復も睡眠もぐぐっと深まります。私たちは皮膚からも成分を吸収できるので、湯船に加えた抽出液は肌を通して、じんわり体内へと届きます。

薬湯に入る時間は、湯の温度や成分の種類と濃度によりますが、一般的なものであれば15分ほどのんびり浸かると良いですよ。お風呂に使う薬草は、食品ほど衛生面にセンシティブにならなくても大丈夫。茶殻が多めに出た時などに、もう一度鍋で水とともに熱して抽出したものでも活用できます。

薬草湯といえば、一番お馴染みなのは5月5日・端午の節句の菖蒲湯でしょうか。元々は中国の「蘭湯《らんとう》」というフジバカマ（蘭草）を煮出したお風呂に入る風習でしたが、日本では身近に生えていることと、男の子の武運が上がるように「勝負」とかけて菖蒲が使われるようになりました。菖蒲には血行促進、リラックス効果、腰痛などの痛みを和らげる成分が含まれているので、回復にぴったりです！

本書では「買って入れるだけ」「自分で素材を選ぶ」「本気の薬草風呂に入りに行く」といった複数の入り口をご用意しています。お好きな扉から開いてみてくださいね。

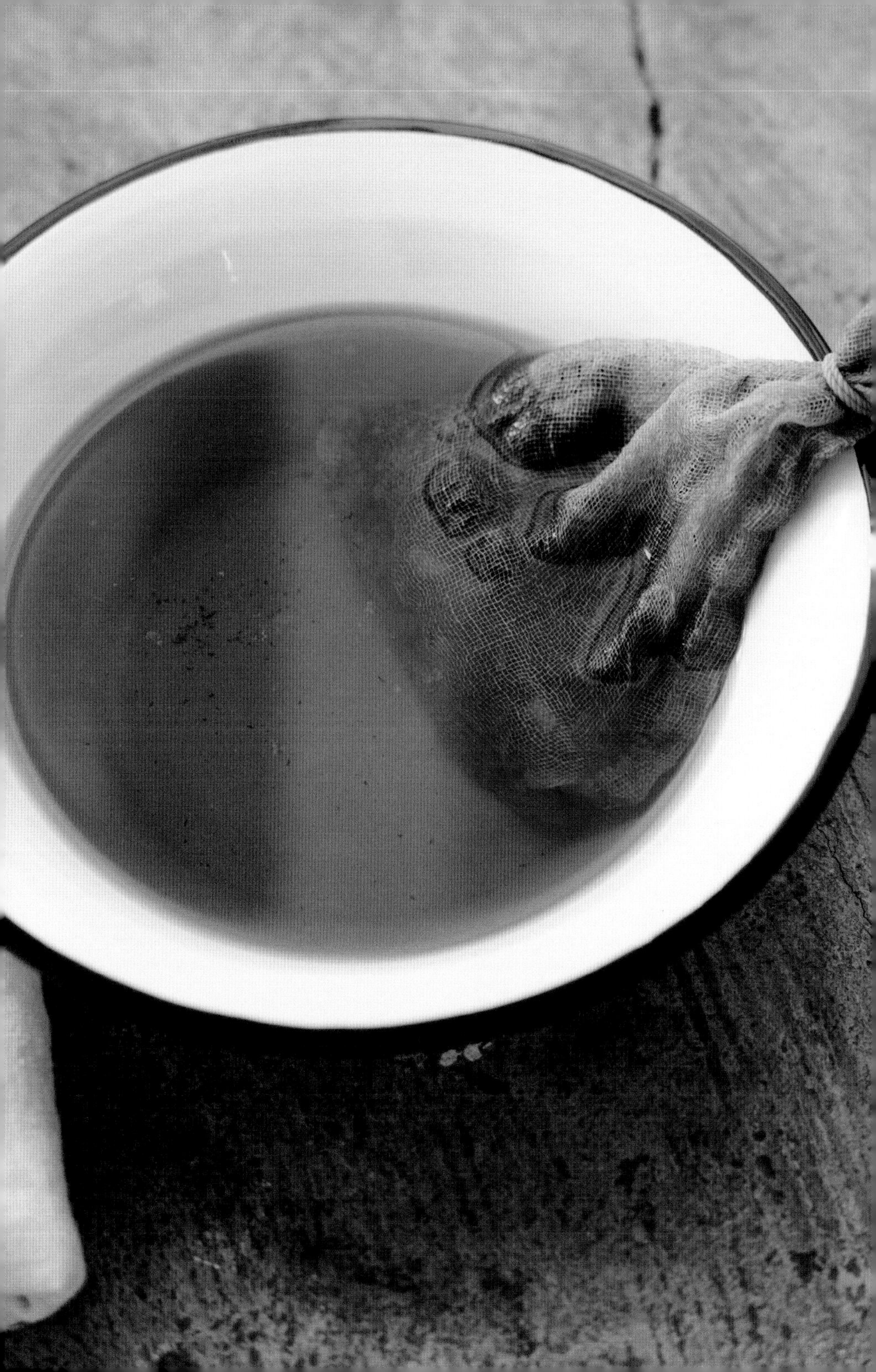

薬草湯

食べ物には生姜のようにからだを温めるものと、ナスのように冷やすものがありますが、面白いことに食べた時の温／冷が、湯上がりにも共通の働きをする傾向にあります。食べた時にからだを温める薬草は、入浴剤にしても湯上がりがしばらくぽかぽか。逆にハッカなどのクールダウン系は、夏場にもぴったりで湯上がりもすっきり爽やかに。その他、抗菌作用・抗炎症作用のあるものも、浴用に適しています。

・温まる
生姜、当帰、ベニバナ、ヨモギなど
・クールダウン
ハッカ、ドクダミ、スギナ、グァバなど
・あせもや湿疹に良い
ビワの葉、モモの花など

◎簡単！入れるだけ

市販の薬湯のもとや、お好みの薬草をお風呂に入れるだけ。細かいものは茶袋などに入れると便利です。沸かし始めるタイミングで入れると、長時間抽出できます。

◎ひと手間かけて濃厚に！

薬草や薬湯のもと（天然の植物のみが原料のもの）を鍋で8分目の水と一緒に火にかけて沸騰させ、10～15分ほど弱火で煮込み、抽出液を湯船へ注ぎ入れる（細かくなければ、薬草ごと入れてしまってもＯＫ）。薬草の量は乾燥リーフで10g前後が目安ですが、お好みで調整してください。

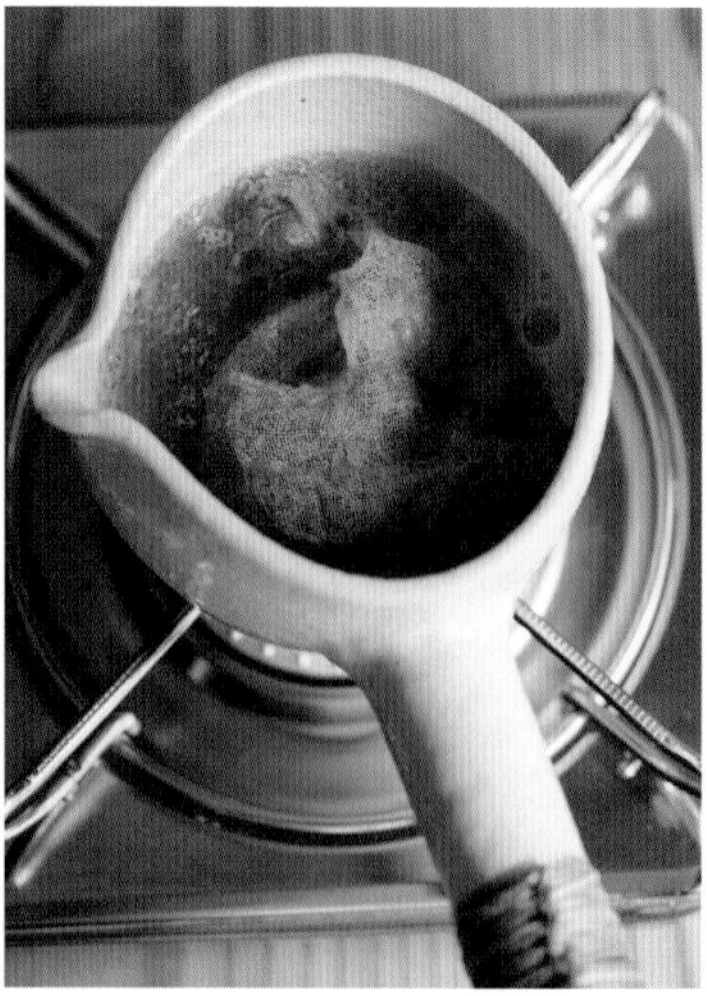

おうちで簡単×効く薬湯！

オンラインで買える！おすすめ入浴剤たち。お風呂に入れるだけで簡単に作れちゃう、
天然素材だけどしっかりからだの奥まで届く入浴剤を厳選しました。
今回は、毎日入りたいタイプと、時々一気に整えるタイプをそれぞれご紹介します。
※浴槽に色がつくケースがあります。色素沈着してしまった場合は、酸化型漂白洗剤（漂白剤）やカビ取り剤の漬け置き、メラミンスポンジで落ちることがあります。

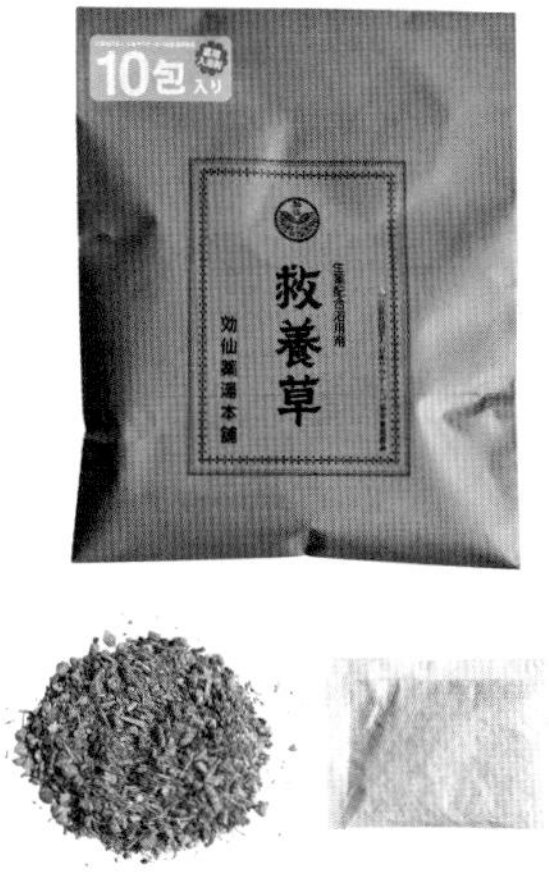

時折のメンテナンスに、短時間入浴でがっつり整う。
「最強のスパイシー漢方湯で、ブースト！」

救養草

生薬配合浴用剤／有限会社効仙薬湯本舗／神奈川県

サウナ通の人の聖地・草津健康センターなどでもおなじみのハード系薬草湯。黄檗（おうばく）、サンシシのほか､唐辛子や生姜（しょうきょう）も入っている、大人向けのピリ辛薬湯。サウナのように10分以内の入浴と休憩を繰り返すスタイル。こちらもしばらく湯上がりの余韻が続き、からだの底からほぐれます。

［効能］
肩こり、神経痛、しもやけ、痔、冷え性、疲労回復、腰痛、あせも、うちみ、くじき

日常向け。のんびり入りたい人に。
「家族みんなで楽しめる、
生薬100%のピュアさでぽかぽか」

御嶽山入浴剤

生薬配合浴用剤／日野製薬株式会社／長野県

その昔、長野県・木曽は尾張藩に薬草を贈っていた名産地。そびえ立つ御嶽山（おんたけさん）は自然の宝庫であり、地元の人々の誇りです。黄檗、独活（どっかつ）など8種類の生薬が使われており、人工物の添加もなし。じんわり芯から温まるのが、湯上がりもしばらく持続します。

［効能］
肩こり、神経痛・リウマチ、しもやけ、痔、冷え性、疲労回復、腰痛、あせも、うちみ、くじき、産前産後の冷え性、にきび、ひび・あかぎれ

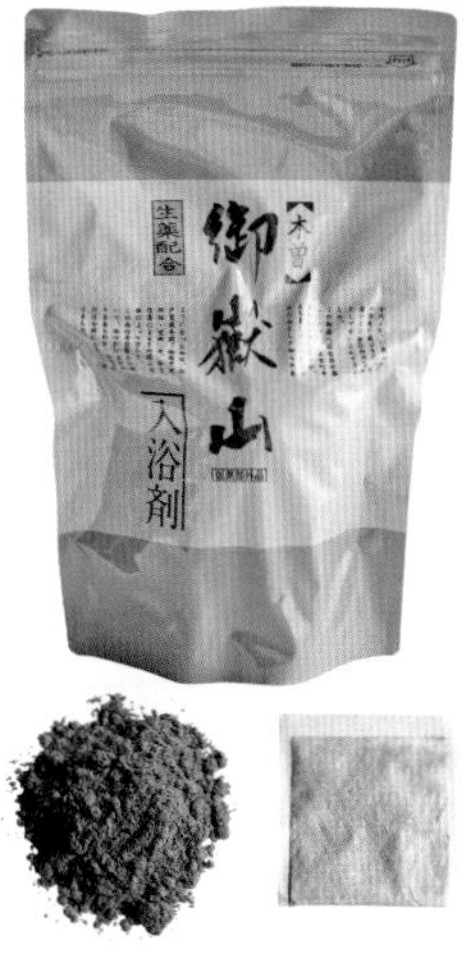

鉄輪《かんなわ》温泉　むし湯／大分県

「一夜千両のお湯が湧く」と謳われるほど湯量が豊富な別府にある鉄輪温泉は、鎌倉時代に一遍上人《いっぺんしょうにん》が湯治《とうじ》場として開いたと云われる由緒正しい温泉街。当初は地面から噴気や熱湯が噴出する地獄さながらの環境を鎮め、湯治場を作り、貴重で豊かな自然資源へと変えたのでした。当時の入浴スタイルは、サウナのような「蒸し湯」。それが現代にも受け継がれ、日帰り入浴をすることができるのが、ここ「鉄輪むし湯」です。

かけ湯をして、肌が露出しないような浴衣に着替えたら、いよいよ本番。8畳ほどの石室に入ると、温泉で熱くなった床に石菖《せきしょう》が敷き詰められており、その上にゆったりと横になります。8〜10分ほどで、からだの中の悪いものがたっぷりの汗から流れ出て、ミネラルが豊富な湯けむりと清涼感のある石菖の芳香が入り、からだが生まれ変わっていくようです。

鉄縄むし湯センター長の安波さんによると「石菖は清

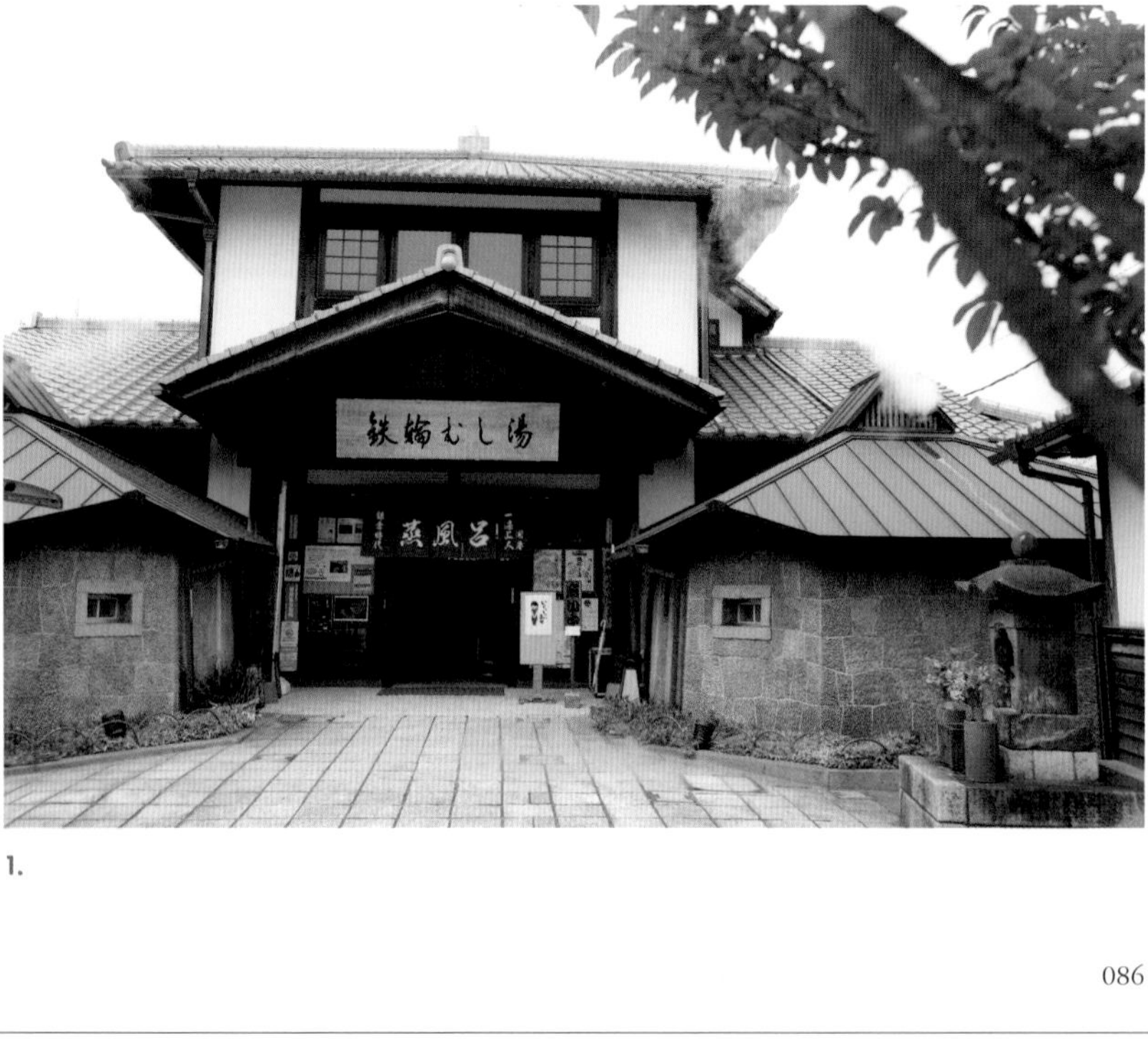

1.

流沿いにしか生えない希少な薬草。昔から鎮痛・鎮静作用があるとされ、リュウマチ、神経痛が多かった時代から重宝されてきました。窯の中は暗く、寝転ぶと、精神のわだかまりも出ていって、からだも心も両方整いますよ。湯上がりから30分ほど経っても汗が出るくらい、芯から温まる」とのこと。

別府には7種類の湯質の様々な温泉が湧いており、肌質や目的にあわせて湯質を選ぶことができます。車で約5分の明礬《みょうばん》温泉の後にむし湯に入るのが、最高の美肌コース！

その温泉という大地の恵みは約40年前の雨が巡ったもの。「その蒸気で作る料理「地獄蒸し」は自然な塩味がつきますが、そこに数十年かけた地球の栄養素が詰まっている」のだと、教えていただきました。農作業の一年の疲れを、終戦後には兵士たちの傷や痛みをと、何百年も多くの人を癒やしてきた鉄輪温泉は、何度も、何世代にもわたって来たくなる大地のリトリートです。

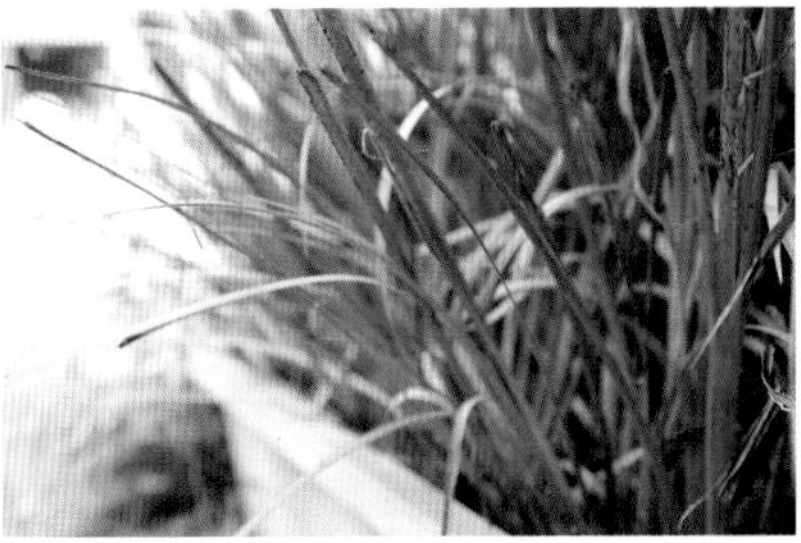

2.

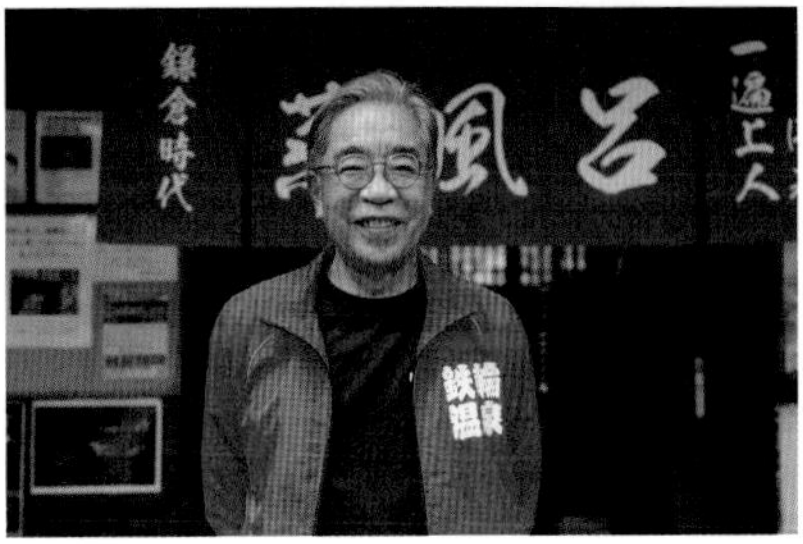

3.

1. 湯けむりが漂う入り口。
2. 石菖(菖蒲の仲間)。成長が遅く、年に1回しか収穫できない。
3. お話くださった鉄輪むし湯センター長の安波照夫さん。

鉄輪むし湯
〒874-0046　大分県別府市鉄輪上1
別府駅からバスで約20分
営業時間：7:30 〜 19:30 第4木曜日定休

東大寺別院・阿弥陀寺　石風呂／山口県

阿弥陀寺は、鎌倉時代の名僧・重源《ちょうげん》上人が１１８０年に建立した、由緒ある古寺。重源上人の像や金剛力士像（どちらも重要文化財）などが祀られており、鉄宝塔（国宝）も見どころ。6月には約80種もの紫陽花が咲き誇る「あじさい寺」としても人気です。

そんな阿弥陀寺では、８４０年ほど前から伝わる石風呂（薬草サウナ）が、月に一回、当時と同じ焚き方で脈々と続いています。

当初上人は、東大寺の建材になる大木の切り出しと運搬に関わる多くの人夫たちの怪我・病気の治療や養生のために石風呂を多く作り、中で念仏を唱えることで、怪我や病気も早く治る「浴湯念仏《よくとうねんぶつ》」を説いたそうです。腰痛、神経痛、疲労回復に効果的で、病院や薬局がなかった時代に、地域の治療施設の役を担ったのではないかと云われています。

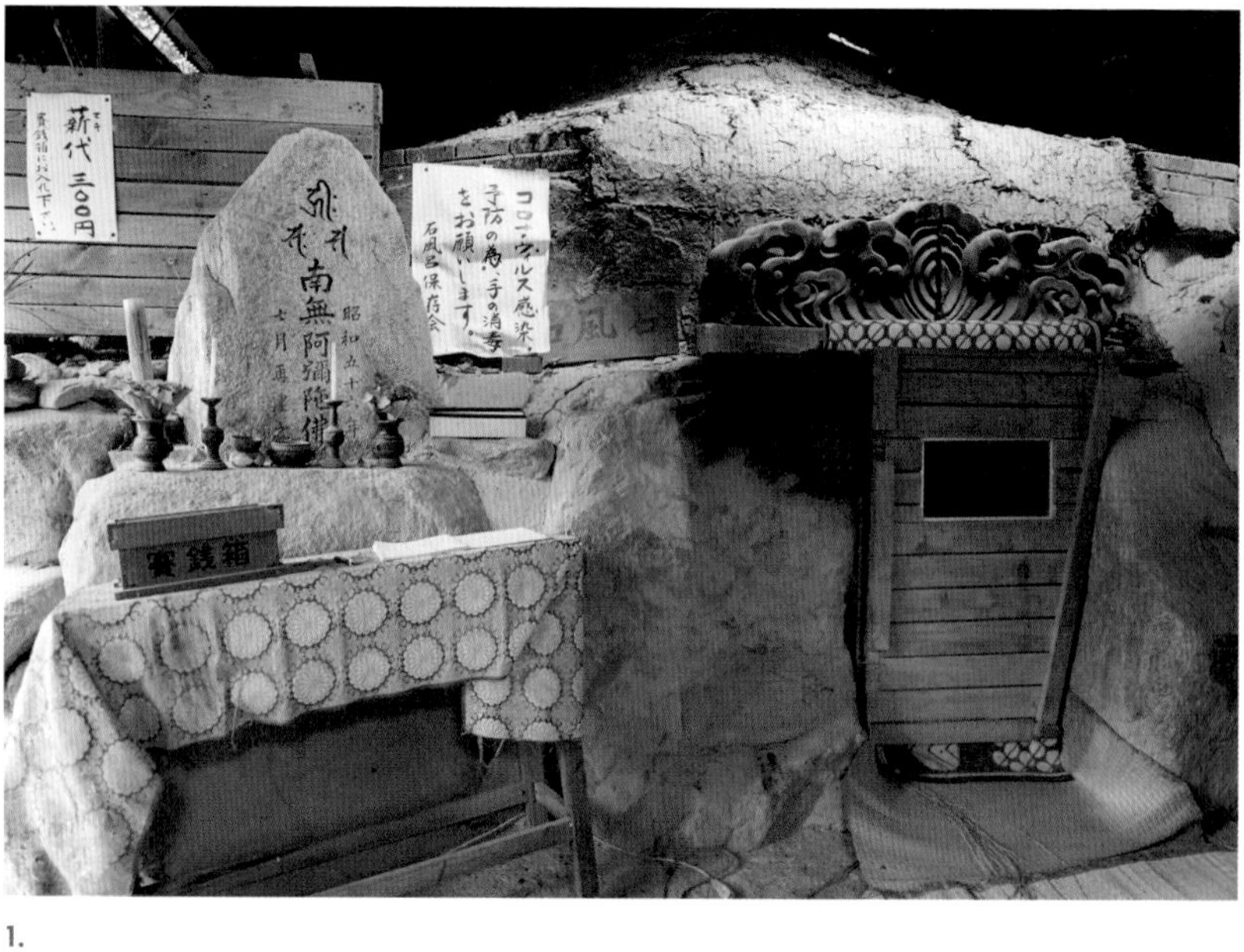

1.

昭和56年に地域の有志によって新しく造られ、「阿弥陀寺湯屋・石風呂保存会」の方々が毎月第1日曜日に石風呂を焚いてくださっています。

石風呂の準備は、早朝6時ごろから始まります。石風呂の中で薪や杉の葉などを組み、4時間ほど火を焚き続け、窯の中は灼熱に包まれます。午前10時過ぎに薪が燃え尽きた炭を囲炉裏へ移し、石菖やヨモギなどの薬草を床に敷き、その上に筵《むしろ》を敷きます。室温100℃以上に熱された石風呂は保温性が高く、そのまま夕方まで楽しめます。その熱で一日楽しむので、熱めがお好きな方は早めの時間帯に、ぬるめ派の方は夕方ごろに入るのがおすすめです。

日本各地から訪れる来客を、保存会のお二人がやさしく迎えてくださいます。石風呂の準備はひと苦労ですが「ここへ来てくださった方へ、一期一会の感謝の気持ちで」と、にこやかに。入り口には同じく「一期一会」と書かれた看板がかかっており、月に一度の不思議なご縁になんだか嬉しくなるのでした。

1. 瓦で飾られた石風呂の入り口。お参りしてから入浴！
2. あじさいが咲く阿弥陀寺の山門では、仁王様が護っています。
3. お話くださった住職の林寛孝さん。

東大寺別院　阿弥陀寺
山口県防府市大字牟礼上坂本 1869
JR 山陽本線　防府駅からバスで 22 分
駐車場 80 台（無料）
※国宝『鉄宝塔』などが展示されている宝物館は、前日までに要予約。

【石風呂体験】
料金 : 300 円（薪代）
日時 : 第 1 日曜 11:00 ～ 18:00
※ 1 月のみ第 2 日曜などに変動
※タオル、着替え、汚れてもいい服と靴下（綿製品が最適）、水分をご持参ください。簡易脱衣所、簡易シャワーも使わせていただけます。

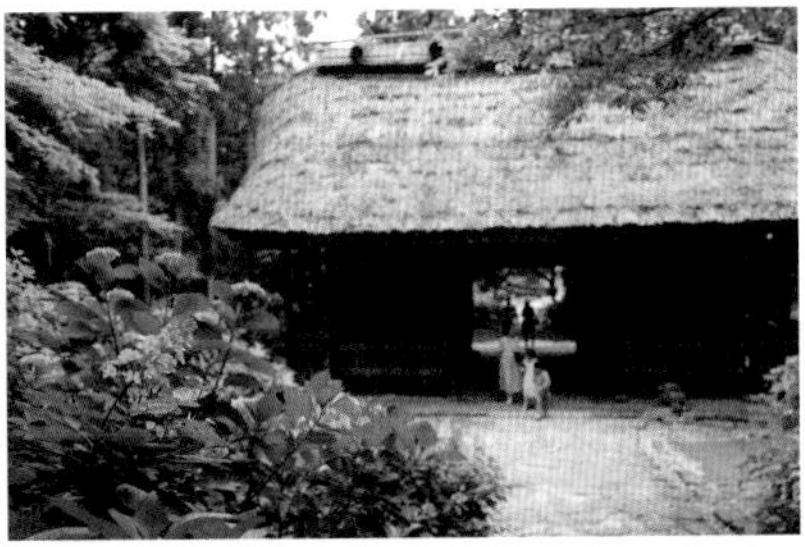

2.

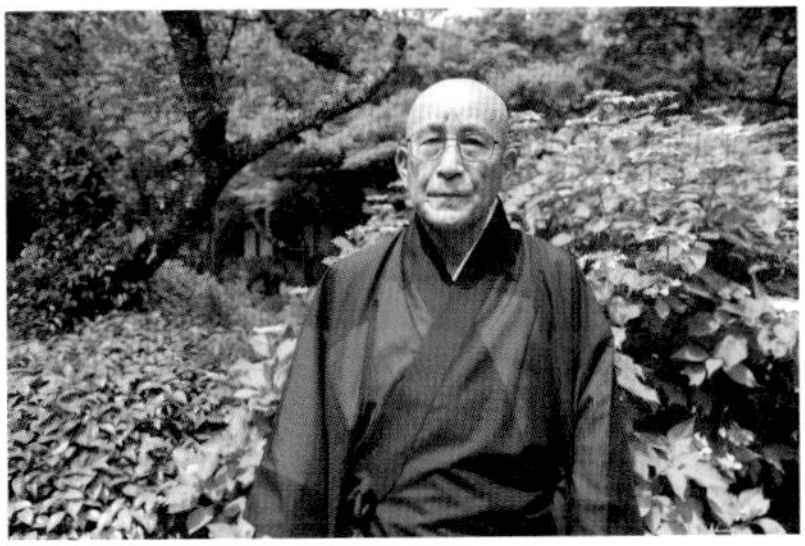

3.

お肌から始める、からだ革命！

お風呂でからだの中に植物の成分を取り込めるというお話の流れで「外用」の使い方のレシピをお伝えします。外用とは、皮膚や粘膜に塗るケアを指します。火で炙ったハーブを幹部に貼り付けたり、抽出液を布に浸して湿布にしたり、クリームなどに混ぜ込んで塗ることもできます。私も、大豆くらいの腫瘍が腕にできた時、医師には切除するしかないと言われたのですが、緊急度の低い症状であったこともあり、まずは薬草でなんとかできないかとドクダミの黒焼きを貼ったところ、日に日に小さくなって5日くらいで消えました。ドクダミ、恐るべし……！

特別な道具がなくてもできるケアに加えて、成分の濃い蒸留水や精油を使うと効果も高く、いろんなものを作れますので記載しました。

精油や蒸留水の基本とアレンジなどについては、植物を変えたり、レシピを調整して無数のレシピが作れるようになっています。お好みの最高のレシピに育ててあげてくださいね。蒸留器は数千円のコンパクトなものから、本格派の大型まで様々あります。

もちろん、蒸留は必要な器具もあり、難易度が少し高めなので、蒸留水や精油を買ってスタート！とするのもおすすめです。まずは使って、楽しんで、実感していただけると嬉しいです。

内からも外からも植物のちからを。

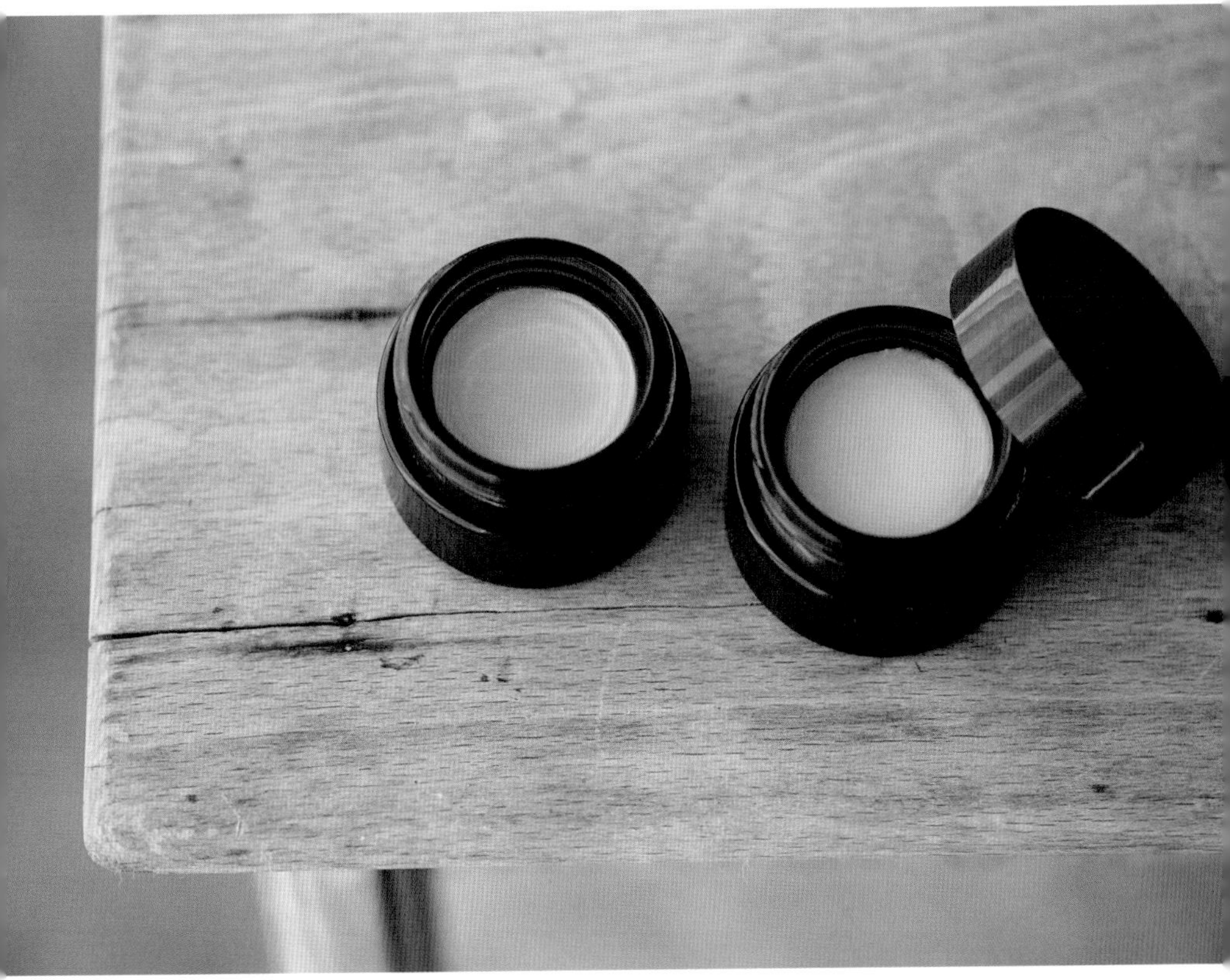

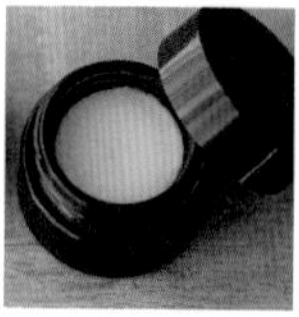

バーム(軟膏)

美白と鎮静の
ドクダミ軟膏

【材料】 作りやすい分量
・太白ごま油　20g
・ドクダミチンキ　6g
・ミツロウ　4g
・お好みで精油　4滴
(今回はクロモジを使用)

❶ 耐熱容器にミツロウと太白ごま油を入れて湯せんにかけて、竹串などで混ぜながらしっかり溶かす。

❷ ①を容器に移し粗熱をとる。粗熱がとれたら、チンキと精油を加えて竹串などでよくかき混ぜ、完全に冷めたら完成。

メモ
・お好みでオイルや精油・チンキの種類を変えたり、はちみつを少量加えてもOK。
・1ヶ月で使い切る量を作るのがおすすめです。

・精油は強いので、精油が入っているバームは大人もまずは少量の精油を加えたレシピから試してみてください。
・3歳未満のお子様に、精油入りバームをお肌に直接使用しないでください。
・3歳以上のお子様は大人の1/4〜1/2の量など少なめから様子を見てください。

【使い方】

肌や髪などのいろんな部位に使用できるので、リップクリーム、ハンドクリームの代わりにもできます。部位によってデリケートさが違うので、精油の量をアレンジしてください。

◎精油を加える量の目安(大人用)
フェイス用バーム:2滴
ボディ用バーム:4滴
練り香水:8滴

◎他の薬草でアレンジ!
・お肌を綺麗に
　ハトムギ、ハマナスなど
・抗菌力で皮膚を清潔に
　月桃、ドクダミなど
・リラックス
　クロモジ、ナツメなど

◎ミツロウとは?
ミツロウは、ミツバチが巣を作るときに分泌するロウワックス。1gのミツロウは、100〜120匹のミツバチが2週間働き続けてやっとできると云われる貴重な宝物。山吹色の固体で、60〜65℃で液化します。そうした物質特性と、殺菌作用、防腐作用、肌の柔軟作用、保湿作用などがあるため、軟膏やクリームなどのベースとなる素材としてよく使われます。

ミツロウが手に入りにくい場合は、ワセリン1:ティンクチャー(95ページ参照)2の割合で混ぜてもOKです。同様に湯せんで溶かして混ぜ合わせ、精油を加えてもよし。お好みでホホバオイルなどを加えて、軟らかいクリーム状にすることもできます。

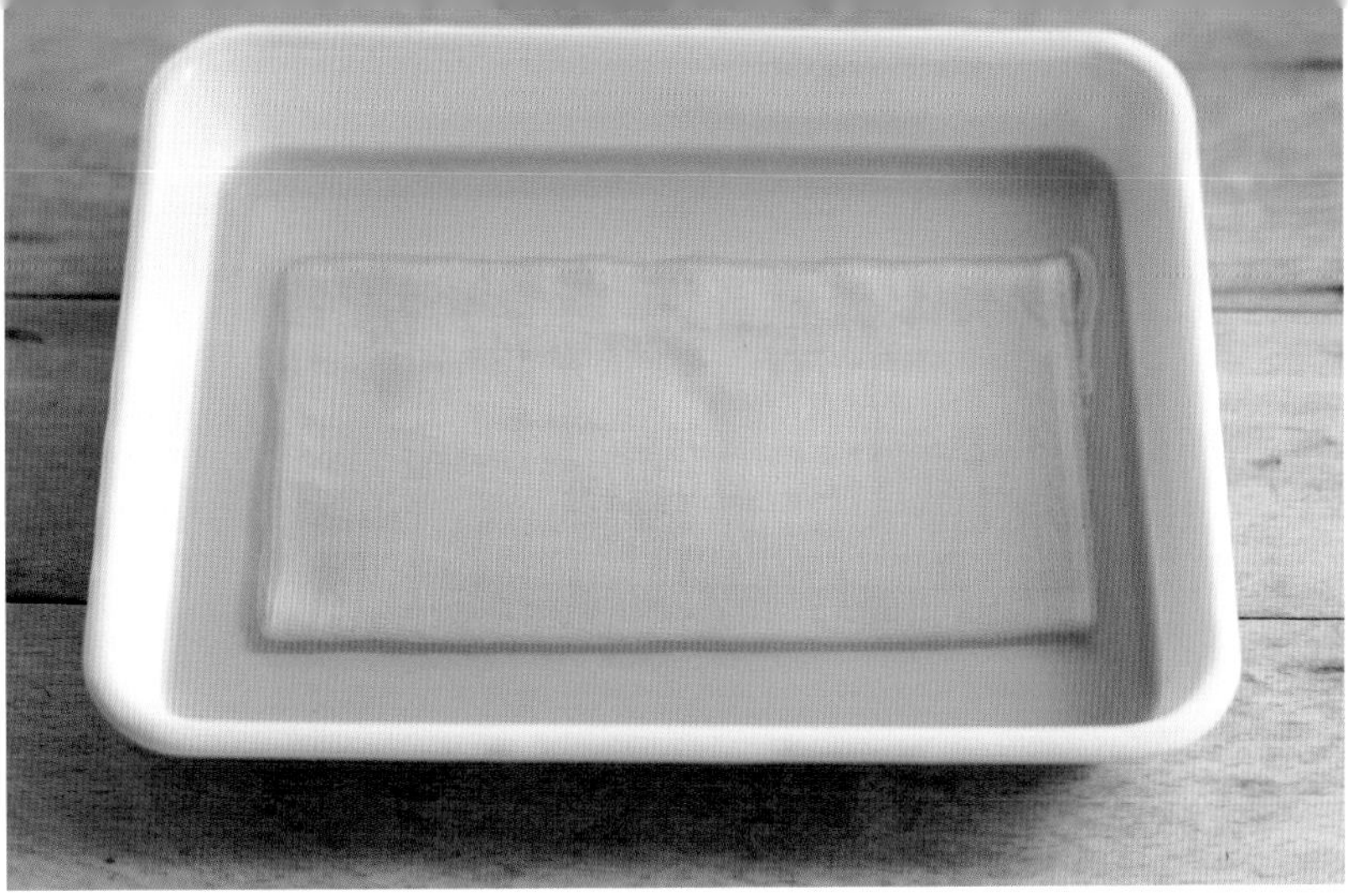

ドクダミ湿布

お肌に火傷や腫れなどの炎症が起きてしまった時、薬草を煮出した煎液を使いますが、しばらく貼っておくのに昔ながらの湿布法が便利です。私もうっかり火傷をした時に試しましたが、ドクダミ湿布をした部位と、していない部位では炎症の収まり方が違ってびっくりしました。

【作り方】

❶ ドクダミを濃いめに煮出して、茶葉をこし、体温以下になるまで冷やす（お急ぎの時は、外側から氷で冷やす。多少冷たい方が気持ち良い）。

❷ ガーゼなどに煎液を浸して、患部にあてる。ネット包帯や手ぬぐいなどで固定する。

メモ

・患部が小さい場合は、絆創膏などのガーゼ部分に煎液を漬けて貼ってもOK。

・生葉を数枚摘み、さっと火で炙って患部に貼る。絆創膏、ネット包帯、手ぬぐいなどを使って固定し、しばらく付けておく。数日付けておきたい場合は、1日1～2回取り替えます。

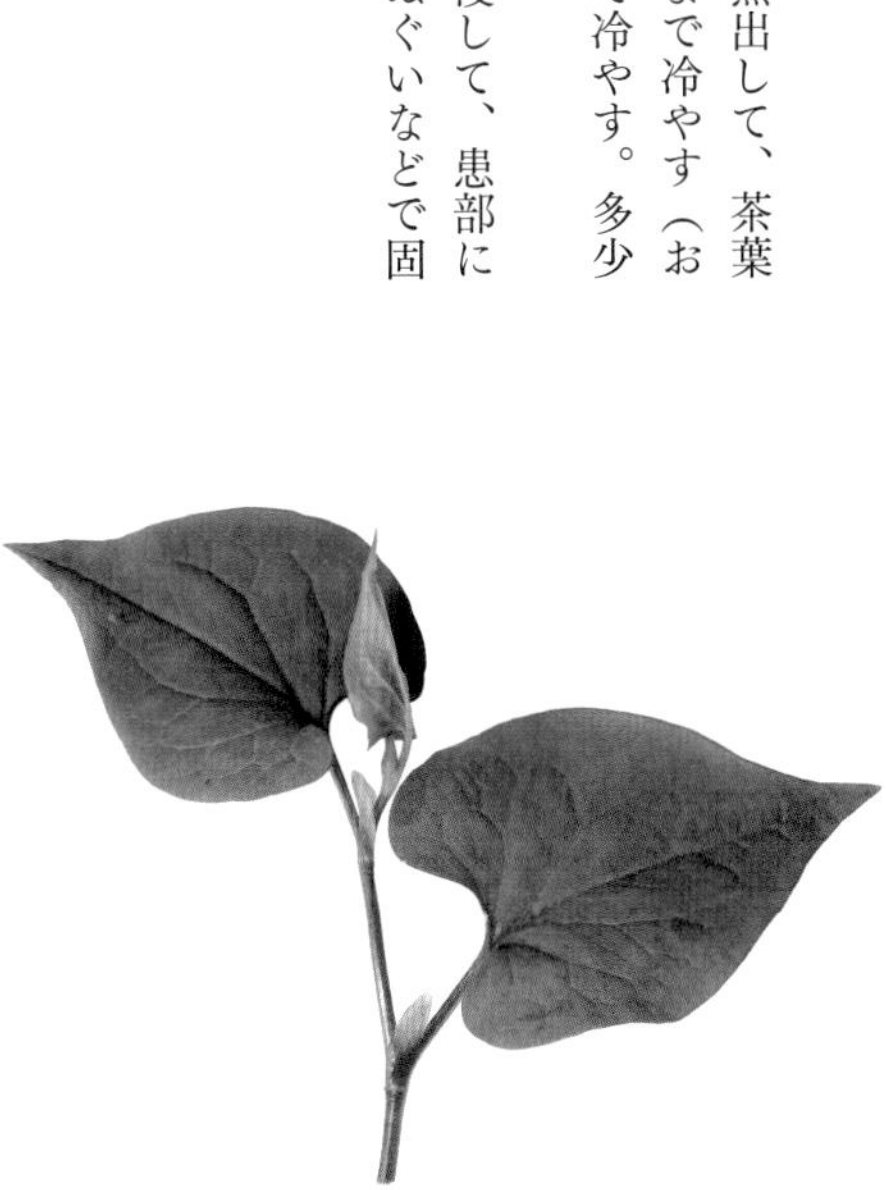

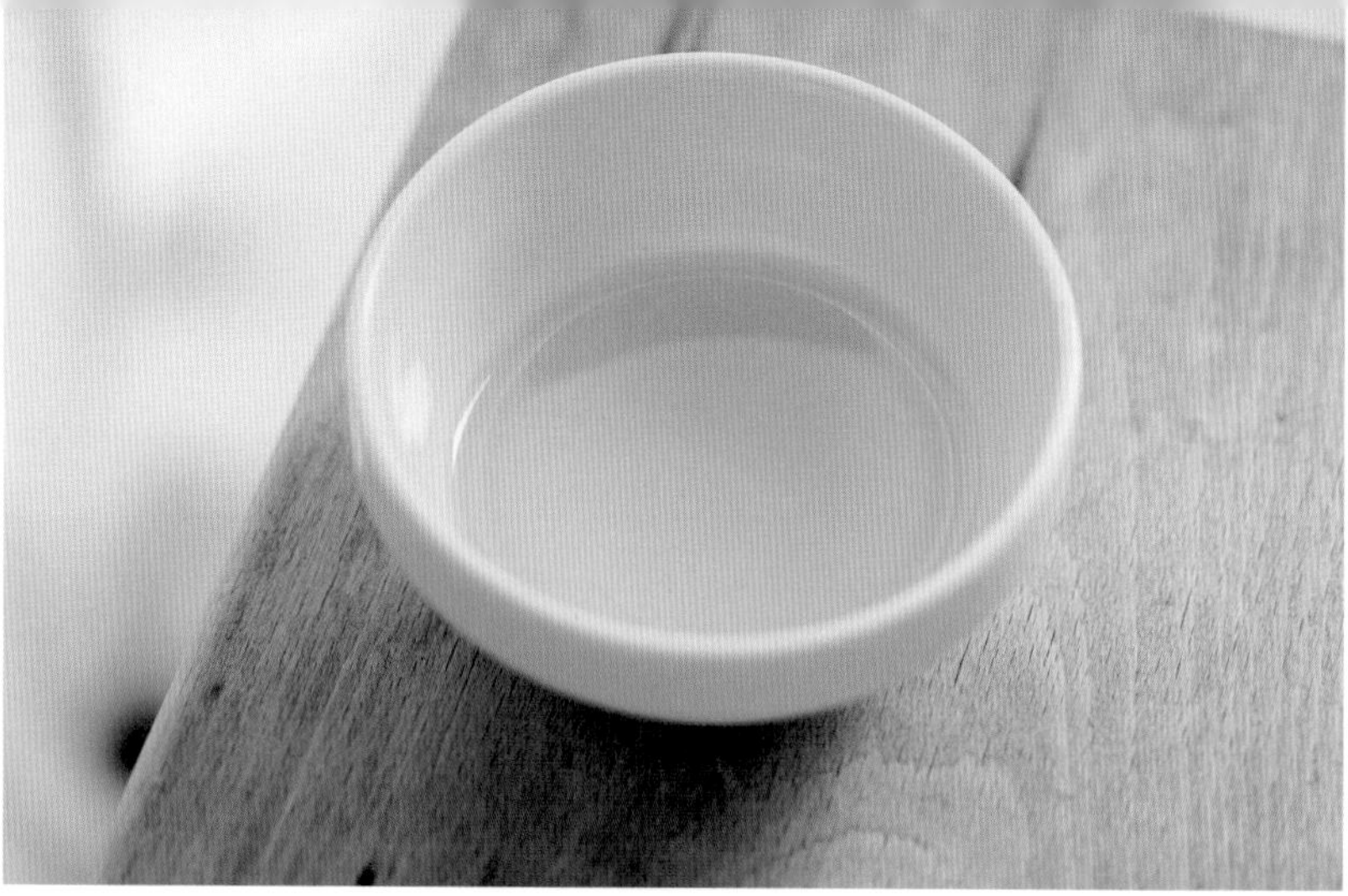

オイル抽出

ウコンのゴールデンオイル

【材料】作りやすい分量
・太白ごま油　200㎖
・秋ウコン粉末（ターメリック）
大さじ1弱

❶ 一度加熱処理した太白ごま油を弱火で加熱する
❷ ①に秋ウコンを入れて50℃〜60℃で自然とオイルとなじむのを待つ。
❸ 沈殿したターメリックから泡が上がってきたら火を止めて、2〜3日置いて、上澄みだけを使う。

メモ
・アーユルヴェーダのレシピでは事前にオイルをキュアリング（約100℃まで温めて加熱処理）をしますが、日本で販売されている太白ごま油は製造過程で加熱工程が入っていることが多いので、今回は省略しています。

【使い方】
◎お肌のトラブルに塗る
日焼け後の炎症、アトピー性皮膚炎、シミ、湿疹、あせも、ニキビなどに塗る。
※服などに付くと黄色くなるので、ご注意ください。

◎歯茎のケアに、オイルプリング（油うがい）
約大さじ1杯のオイルを口に含み、くちゅくちゅと口の中をすすぎます。口に含んだまま数分ほど経ったら、口の中のオイルをティッシュに吐き出してゴミ箱に捨てます。そのままでも大丈夫ですが、オイリー感が気になる方はぬるま湯で口をすすいでください。
※歯が黄色くなったりはしないので、ご安心ください。

◎目の周りにオイルマッサージ
少量を手先に取り、目の周りに優しく馴染ませながらピアノを弾くようにタッピングをして目の下の乾燥やクマをケア。

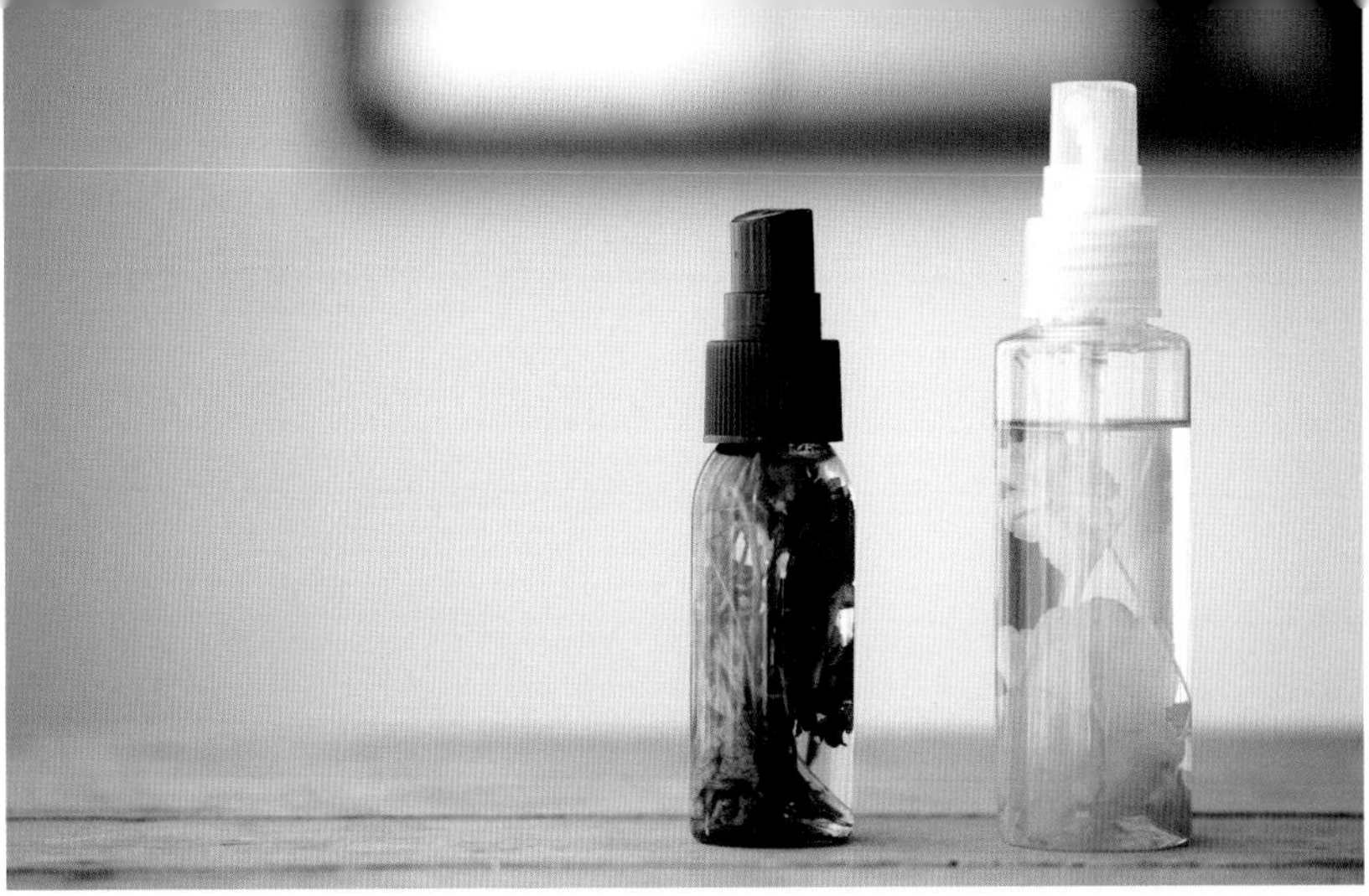

ティンクチャー

別名：チンキ剤

【材料】　作りやすい分量

・薬草（生の場合は、容器にしっかり詰めて8分目くらいになる量。乾燥の場合は、アルコールの量の5％程度の重量）
・ホワイトリカーやウオッカ容器の80～90％程度の量
・保存用の容器

❶ 容器に薬草を詰め、リカーを中身が浸るまで注いで蓋をする。
❷ 2週間以上、冷暗所で寝かせる（2月以上だと、なお良し）。漬けっぱなしでも良いですが、お好みで中身のハーブを取り出すと傷みにくくなります。その後も冷暗所保管をする。

メモ
・1日1回瓶を軽く振り、アルコールを回すと雑菌の繁殖を防げます。
・容器は遮光瓶や茶色や青色などのカラーボトルの方が新鮮さをキープしやすいです。

・写真では虫刺されや傷ができた時用に、ヘビイチゴとオオチドメグサを漬け込んでいます。冷蔵で保管すると、虫刺されの時にひんやりと気持ち良い。

【使い方】

◎**飲みもの**
お湯／水や野草茶、ジュースなどに小さじ1～2杯ほどを入れて飲みます。

◎**お風呂**
浴槽にティンクチャーを30～50㎖ほど入れます（体質やご家庭の浴室の大きさによって量はアレンジしてください）。

◎**風邪予防のうがい**
コップ1杯の水にクロモジ・クマザサなどの抗菌作用ティンクチャーを1～3滴ほど加えてうがいをし、喉の感染予防に。

◎**手作り化粧水**
精製水、ティンクチャー、グリセリンを混ぜるとホームメイドの化粧水ができます。精製水に対しティンクチャー＋グリセリンは5～10％の量で作るのが基本。

薬草から蒸留する

「蒸留」といっても、お酒を造るわけではありません。薬草・ハーブの世界でよく行う蒸留とは、水に植物（生／ドライ）をたっぷり加えたものを沸騰させて蒸発し、蒸気を冷やすと凝縮した液体になり、沸点の違うハーブウォーターと精油を分離させたり、濃縮したものを作ることです。

この写真は銅製の蒸留器ですが、ひょうたん型の下部に水とハーブを入れてその下から加熱すると、蒸気が上に昇ります。蒸気が通るパイプの先には氷や水が入れられる形になっているので、パイプの外側を冷やすと内側の温度が下がって液体に戻りますが、液体（芳香蒸留水）に精油が浮くといった分離した状態で一緒に出てきます。精油分はスプーンなどで丁寧にすくい取ります。

蒸留器は、1万円以下のコンパクトな物もありますよ。

【用意するもの】

・蒸留器
・熱源（蒸留器によって、ガスコンロ、アルコールランプ、キャンドルなど）
・氷もしくは水　適量（写真の蒸留器の場合は1・5～2kgほどの氷）
・蒸留した液を受ける容器（計量カップなどメモリがついていると便利）
・芳香蒸留水や精油を保存する容器（色付きがおすすめ）
・水　約2・5ℓ
・薬草や果実など　ドライ：70～90g
生：200～280g（素材によって前後します）

【仕上がりの目安】

・芳香蒸留水　約500～800㎖
・精油　0～10㎖（植物の精油含有量や加熱時間などによります）

所要時間は蒸留器や火力によって異なります。写真は5ℓサイズですが、沸騰に15～20分かかり、抽出が始まってから40～50分くらいで火を止めています（もっと出ますが）。序盤に採れる芳香蒸留水と、数十分後に出てくる芳香蒸留水は香りも違うので、お好みのタイミングで止めてください。空焚きにはならないようにご注意を。終わった後に、粗熱がとれたらひょうたん型の下部にハーブと濃厚な抽出液が残っていて、植物によっては入浴剤などに使えますよ。

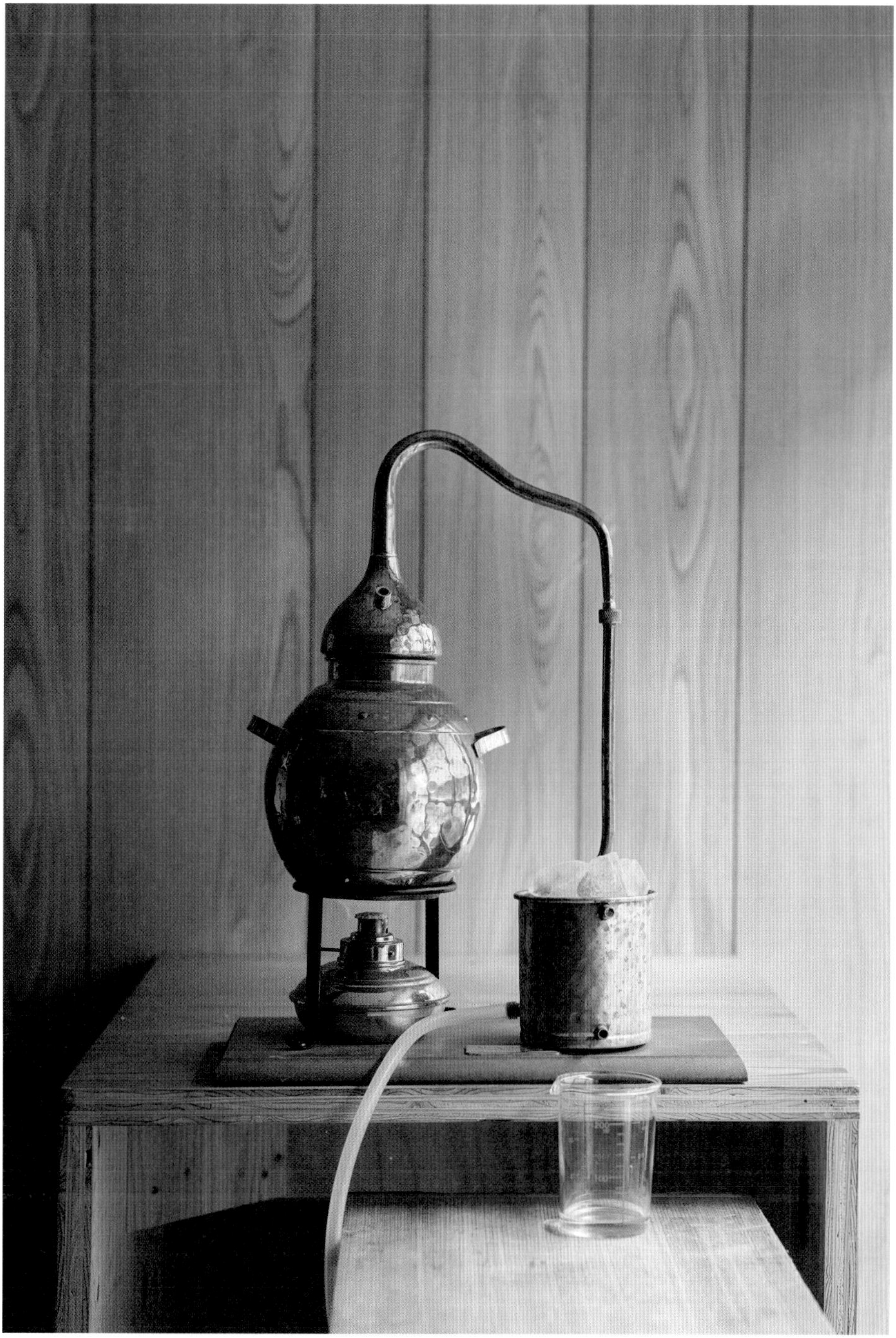

精油や芳香蒸留水を使ってみよう！

【芳香蒸留水】

別名「ハーブウォーター」、「フローラルウォーター」とも呼ばれています。
ぐつぐつ薬草を煮出して発生する高温の水蒸気を抽出する方法で生まれる、
植物の風味や成分がぎゅっと詰まった水分。

飲む香水として

素材によりますが、水や炭酸水に少し加えて飲むこともできます。モクテル（ノンアルコールのカクテル）としてジュースなどに加えても。濃縮されるので、オーガニックや野生の素材で蒸留してくださいね。

スキンケア、ヘアケア

芳香蒸留水をそのままお肌や髪に馴染ませます。スプレーに入れて使っても便利。化粧水の場合は、お好みで芳香蒸留水９対グリセリンやキャリアオイルなど１を混ぜると保湿力UP！

ルームスプレー

スプレーに入れて、お部屋の香りに。消臭、殺菌効果などの薬効もうまく活用してくださいね。加湿器に小さじ１〜２程度を加えてもOK。

入浴剤

お風呂に入れると、良い香り！　量はお好みで。

クールダウン

タオルやコットンなどにハーブウォーターを染み込ませて筋肉痛や日焼け、パソコンで疲れた目の上などにのせてリフレッシュ。

【精油】

別名「エッセンシャルオイル」。とっても濃厚に成分も香りも詰まっています。
かなり強いので薄めることが多く、乳幼児、妊婦さん、持病のある方、
ペットたちには、植物によっては控えたいものもあります。
芳香蒸留水と同様に布類の香り着け、お風呂に入れることもできます。

肌に塗る

太白ごま油などキャリアオイル小さじ２に２滴加えてオイルマッサージ（大人向けレシピ）
＊精油の濃度が1%以下になるようにします。精油１滴＝約0.05mℓで計算
＊７歳以下には精油入りのオイルマッサージはしないこと。７歳以上のお子様には半分の濃度で。
＊パッチテスト（腕の内側に少し塗って、24時間かゆみや炎症が起こらないか見る）をしてから、使い始めるのがおすすめ。

スプレー

植物によってはルームスプレーの他に虫除けにもできます。油分は水に溶けにくいので、精油10〜20滴を無水エタノール10mℓにしっかり混ぜてから精製水40mℓに混ぜるなどして使います。

華やかな薬酒の世界

「酒は百薬の長」という言葉にあるように、お酒は薬としても活躍してきました。古代ギリシャの医学の父・ヒポクラテスが薬草をワインに溶かして水薬を作ったのが、現在のリキュールのルーツだとされています。古代中国でも紀元前500年ごろには生薬をお酒に浸して飲む方法も生まれていました。三国時代の中国にいた華《か》陀《だ》という伝説的な名医が数種の生薬をお酒に浸した「お屠蘇」を作り、平安時代に日本にも渡りお正月に無病息災を祈るお屠蘇が宮廷行事に。江戸時代には庶民の風習にも広がりました。基本的には梅、桑や薬用人参など、毎日摂取しても良い薬草（上薬《じょうやく》）が多く使われます。

そんな歴史の中で、何百年も醸し、今なお販売を続けておられる伝統的な薬酒と、各地で出合うことがあります。飲んで美味しい、からだも嬉しい、とっておきの薬酒たちをご紹介します。リキュールのように甘みやボタニカルの香りが高いですが、みりんの甘みなので砂糖などの甘味料は入っていません。

飲み方は、1～2口程度をストレートでも良いですが、ロック、水割り、お湯割り、炭酸割りなどでいただきます。日常的に飲み続けるのがおすすめです。

今も買える！
日本の伝統的薬酒一覧

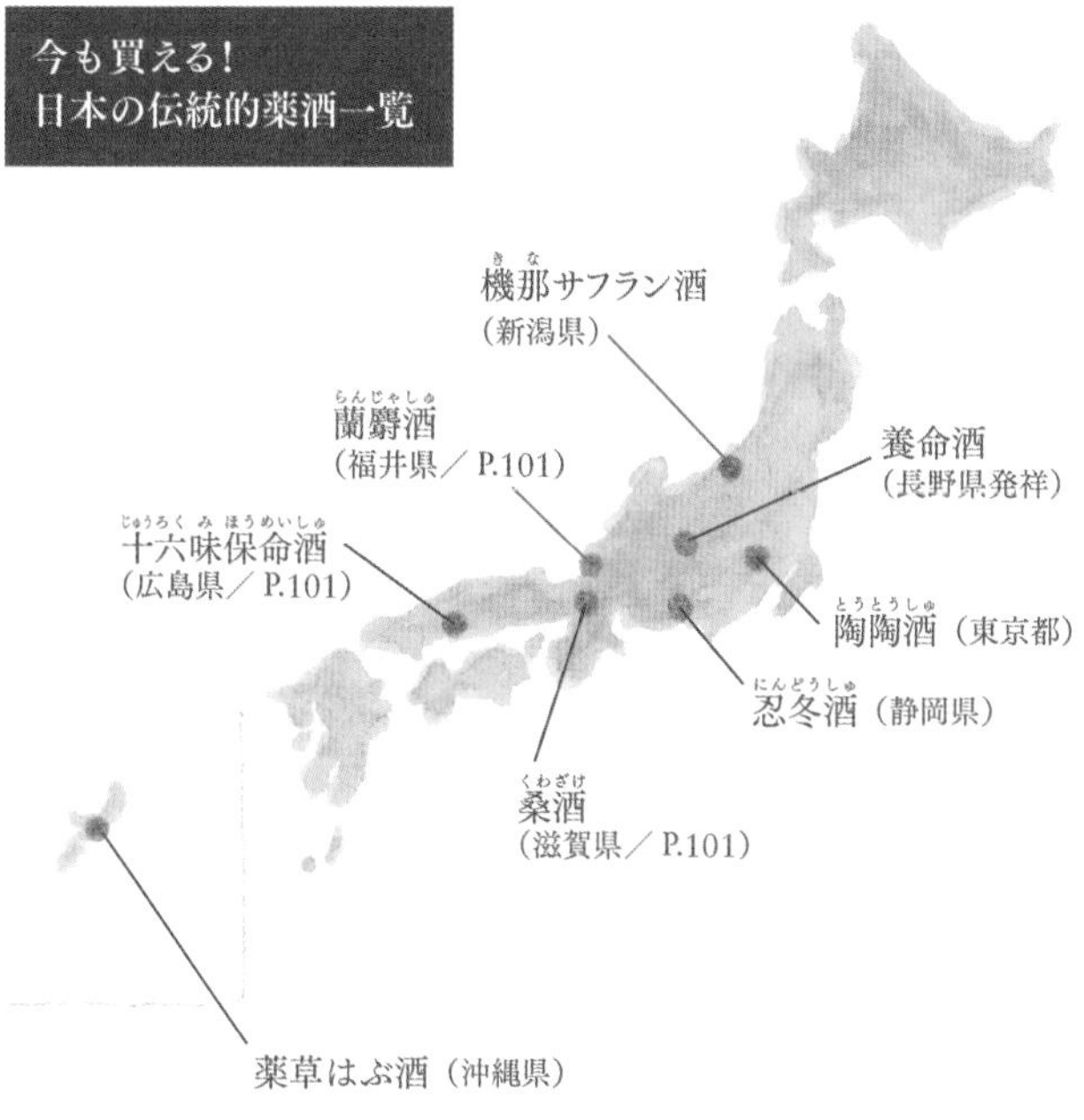

【オン・ザ・ロックの作り方】

❶ グラスに氷をたっぷり詰めて、マドラーなどで氷を回し、ガラスの表面が水滴で曇るまで十分に冷やす。少し溶けて出た水を、氷を押さえながら流す。

❷ そっと薬酒を注ぐ。お好みでちょい水、ちょいソーダ、レモン汁などを足しても。

【水割り・ソーダ割りの作り方】

❶ グラスとお水・炭酸水を冷蔵庫で冷やしておく（氷を入れる場合は、この工程は飛ばしてＯＫです）。

❷ 冷えたグラスに薬酒を入れ、お水か炭酸水を加えて混ぜる。お好みでレモンなどの柑橘、カキドオシやハッカなど爽やかな風味の薬草を加える。

［アレンジ！］
同様にジュースや牛乳で割ることもできます。軽やかにリンゴジュース割り、疲労回復ビタミンＣのオレンジジュース割り、栄養補給に牛乳割り、刺激を求めてジンジャエール割りなど。ただし、夜が遅い場合はジュースの糖分で体内時計が夜型化しやすくなるので、甘いアレンジは早めの夜までがおすすめです。

氷などの冷たすぎるものが苦手な方向けのアイスバージョンです。氷でだんだん薄まることもありません。常温派の方は常温でどうぞ！

【お湯割りの作り方】

❶ あつあつの１００℃近い熱湯を沸かす。

❷ カップに薬酒を注ぎ、水割りの時よりも少なめの量、お湯を足す。お好みで生姜のスライスや蜂蜜を加えても。

［アレンジ！］
ホットミルクやミルクティーで割るとチャイのようなスパイシーさが立ちます。果物をさっと薬酒で煮込んでお湯で割るのも好きです。お茶割りという手もありますので、薬草茶と合わせてみては？

薬酒・伝統薬の世界も、それだけで一冊の本が書けるくらいディープで魅力的。日本各地で人々のピンチを救い、長らく愛されてきたもので、この本に書ききれていないものも私が知らないものも、たくさんあります。商品だけではなく、ご自宅やお店に伺うと、宝物のような年代ものの薬酒と出合うこともあります。自分と同い年の高麗人参酒に出合った時は、感慨深かったです。

ぜひ地元や旅先でも目を光らせてみてくださいね。思いがけない出合いがあるかもしれません。

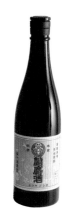

じっくり2～3年生薬を漬け込み、
熟成させた朝倉一族の霊酒

蘭麝酒《らんじゃしゅ》（福井県）

戦国時代、越前国・一乗谷に百年以上栄華を築き上げた朝倉家の秘伝酒の作り方を青木家が授かり、一子相伝で今も作り続けられている薬酒。薬酒は数あれど、平安時代からのお屠蘇というルーツに限りなく近い源流のお酒。明治天皇の侍医・岩佐純先生にも高く評価されています。

滋養強壮に。産前産後、病後、精神疲労や更年期、若返りたい時におすすめ。
※詳細は5章133ページ

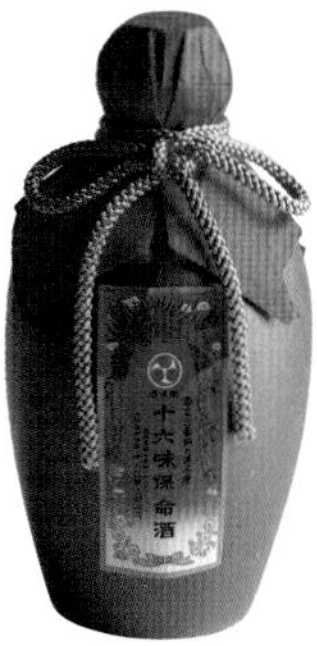

江戸時代から続く門外不出の薬酒

十六味保命酒《じゅうろくみほうめいしゅ》（有限会社入江豊三郎本店・広島県）

夏は夏バテ防止に、冬は芯からのぬくもりに。もち米を天然の麹が醸してできた、自然な甘み。16種類の生薬（高麗人参、菊花、桂皮、甘草など）を半年近く漬け込んで薬効と風味を移します。新酒の時期は11月。江戸のはじめ、大阪の漢方医の子息・中村吉兵衛が災害に見舞われてお店が壊れてしまった時に、お仕事で縁のあった鞆《とも》の浦（現・広島県）の酒屋に身を寄せました。酒造が盛んなこの地域と漢方の智慧が合わさり、保命酒が誕生。福山藩の庇護も受け、備後の特産品として広がり、なんと日米和親条約を締結した後、ペリー提督一行にも振る舞われたのだとか。戦時中であってもお米で造り続け、伝統を守り抜き、現在の人々にも美味しい元気の素として愛されています。

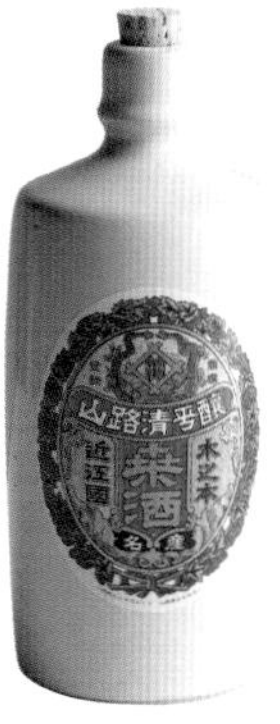

島崎藤村も愛した、フルーティーな滋養酒

桑酒《くわざけ》（山路酒造有限会社・滋賀県）

北陸へとつながる北国街道（ほっこくかいどう）の街・木之本で1532年創業の、日本に現存する酒蔵の中でも指折りの、歴史が長い老舗。地元のこだわりのもち米と麹からから醸した本みりんに桑の葉をメインに3種類の生薬を調合して造られています。ミント、柑橘を加えて炭酸で割ったモヒート風に飲むのもおすすめ。昔々、養蚕が盛んだったこの地域に桑畑が多くあったころ､山路酒造の祖先が「後園の桑を用いて酒を造れ」というお告げの夢を見たので実際に造ってみると、芳しくてふくよかな甘みのあるお酒が生まれたそう。北国街道を歩いて京都へ向かっていた旅人が疲れ果てていたところ、桑酒を飲んで元気が戻り、旅を続けられるようになったという伝説も。

ピンチの時の伝統薬

みなさんは、どんな薬を使ったことがありますか？

病院で処方された薬は、西洋医学をベースにしたものもあれば、長年アジアで培われてきた漢方薬を処方されることも増えてきました。今では多くの人が病院に行って医療を受けることができますが、ずっと昔は医師に診てもらったり、薬を処方してもらって飲むことができたのは高貴な人などの一握りだった……という時代もありました。しかし、そもそも身近な植物を使ってからだの不調を治すということはチンパンジーなどの動物たちも行っています。生きぬくための本能と試行錯誤は、長い時間の中での経験が積み重なり、薬草を使う智慧や民間薬が生まれてきたのです。

こうした伝統医学で用いる漢方薬などや、民間薬などは総称して「伝統薬」と呼ばれています。伝統薬は、全国規模で使われている葛根湯などもあれば、何百年も特定の地域に深く根ざしているものもあります。何百年も作り続けることは、類いまれなこと。時代の変遷や制度・法律の変化といった幾多の苦難も乗り越え、今なお「医

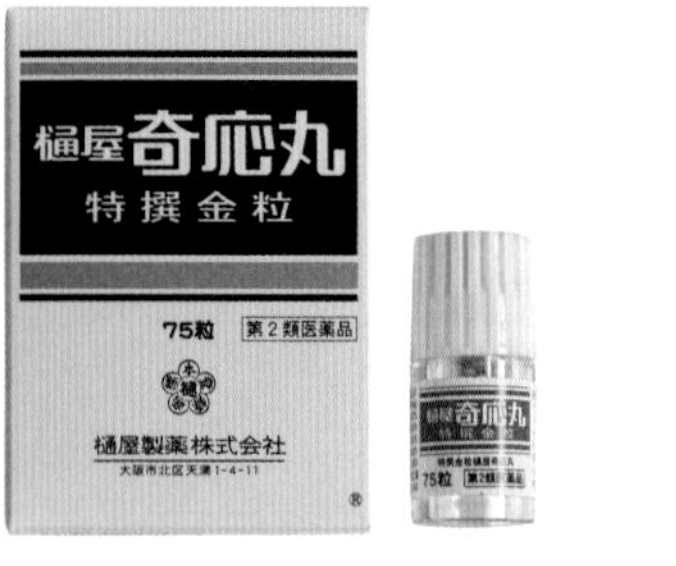

大阪でお馴染みの
日本家庭薬

樋屋奇応丸《ひやきおうがん》（大阪・天満）

江戸時代初期、当時は高貴薬であった“奇応丸”の処方を基に、初代樋屋忠兵衛がお薬の剤形を極小化する事で奇応丸の品質を変えることなく“樋屋奇応丸”として広く一般に普及させました。生薬を効果的に配合しその総合作用により症状を改善するお薬です。現在も乳幼児から大人まで愛され続けています。

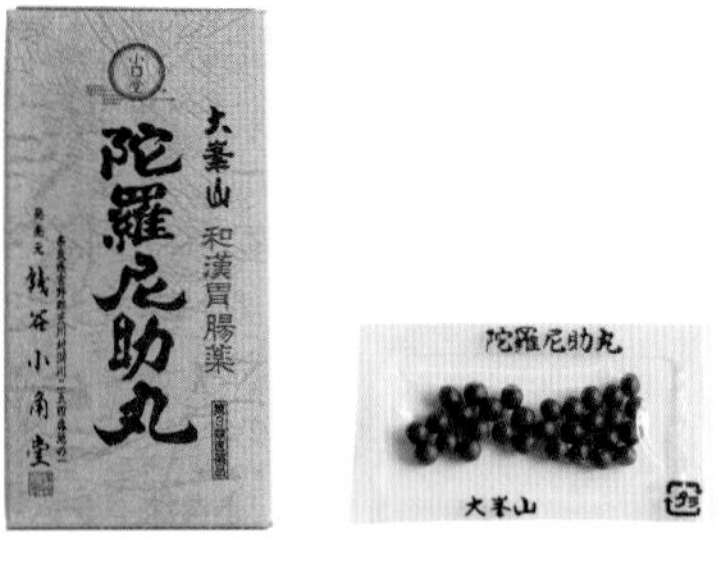

1300年以上の月日を
受け継がれた和漢胃腸薬

陀羅尼助丸《だらにすけがん》（奈良・天川）

胃腸をやさしく癒やす伝統薬。天然生薬キハダなどが便通や二日酔いにも良い、山伏たちの薬。飛鳥時代には役行者が藤原鎌足の腹痛を治したとも。地元の方からは「飲み会の前によく飲むよ」と、教えていただきました。

薬品」として承認を受けて作られている、地域に愛され、暮らしに根付き、文化としても重要な日本独自の伝統薬の世界の入り口をご案内します。

ローカル特有の伝統薬たち	
胃腸薬	【成田山一粒丸】（千葉県）→下痢、消化不良による下痢、食あたり、はき下し、水あたりなど
	【宇津救命丸】（栃木県）→乳児の夜泣き、かんむし、ひきつけ、下痢、消化不良、食欲不振など
	【反魂丹】（富山県）→食欲不振、消化不良、胃弱、食べすぎ飲みすぎ、胸やけ、もたれ、嘔吐など
	【百草丸】（長野県）→食べすぎ、飲みすぎ、胸やけ、胃弱、食欲不振、消化不良、嘔吐など
	【萬金丹】（三重県）→食欲不振、消化不良、胃・腹部膨満感、飲みすぎ、胸焼けなど
	【正露丸】（大阪府）→下痢、食あたり、水あたり、吐き下し、虫歯痛など
	【陀羅尼助丸】（奈良県）→食べ過ぎ、食欲不振、便秘、軟便、二日酔いなど
	【三光丸】（奈良県）→胃弱、食べすぎ、食欲不振、飲みすぎ、もたれ、吐き気など
	【和歌保命丸】（和歌山県）→下痢、食あたり、はき下し、水あたり、軟便など
動悸薬	【救心】（東京都）→救心剤。動悸、息切れ、気付けに
	【六神丸】（富山県など）→動悸、息切れ、気付けなど
	【神教丸】（滋賀県）→動悸、息切れ、腹痛、食傷、下痢止めなど
	【敬震丹】（徳島県）→強壮、頭痛、動悸、ひきつけ、防寒、発熱、食欲不振など
神経痛薬	【下呂膏・黒】（岐阜県）→打撲・捻挫痛、肩こり痛、関節痛、筋肉痛、神経痛、リウマチ痛、腰痛など
	【腰専門】（佐賀県）→腰痛、リウマチ、関節痛、通風など神経痛、血の道不順など
	【白紅】（鹿児島県）→腰痛、打撲、捻挫、肩こり、関節痛、筋肉痛など
風邪薬	【龍角散】（秋田県発祥、現在は東京都）→鎮咳去痰薬。のどの炎症や荒れ、痛み、声枯れなど
	【改源】（大阪府）→風邪の諸症状（のどの痛み、咳、痰、悪寒、発熱、頭痛、関節）など
不快緩和薬	【仁丹】（大阪府）→現在は口内清涼剤。二日酔い、乗り物酔いなど不快な気分の時など

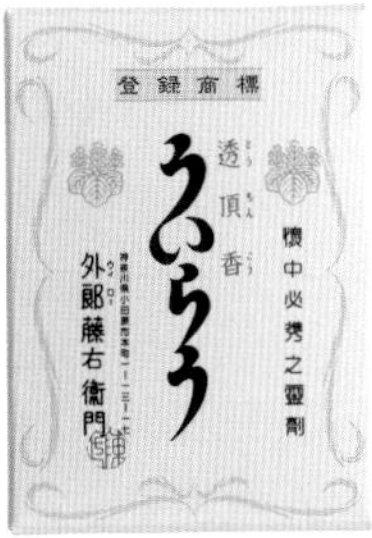

薬のういろう

透頂香《とうちんこう》（神奈川・小田原）

朝廷にも仕えた外郎家《ういろうけ》が、650 年以上、二十五代にわたり一子相伝で菓子と薬のういろうを作り続けています。透頂香は、旅の道中にも持ち歩かれた地元の常備薬。腹痛、消化不良、痰咳、頭痛、動悸、息切れなど幅広い効能から多くの逸話を残しており、歌舞伎十八番の「外郎売」もその一つです。

薬草コラム 2

生まれる時も、死ぬ時も、サウナで

鎌倉時代から続く薬草サウナ（86 〜 89ページ）の流れで、世界の薬草サウナのこともお話ししましょう。個人的にサウナは好きで、海外に行ったら入るようにしています。元々サウナは前出の２軒のように宗教や儀式と結びついていることも多くあります。身を清めて神聖な儀式に臨む禊ぎのように。時には、サウナ自体が儀式であることもあり、サウナの中で伝承の歌を歌ったり、偉大なる精霊と対話をすることも。または、からだを温めると痛みが和らぎ、疲労回復にもつながりますから、治療や養生としても人気です。

極寒の地であるエストニアでは、寒さが命取りになることもあるので、旅人が「サウナに入らせてほしい」と突然尋ねて来たら、必ず迎え入れるという村もあります。そして、サウナにはハーブがつきもので、植物の香りと薬効でさらにからだにディープな癒やしが染み渡っていきます。

いくつか印象的なサウナ体験があるのですが、エストニアのサウナは養生を超えたものがありました。ロシアに隣接する寒さが際立つエリアなので、日本のほとんどの家にお風呂が併設されているように、ほとんどの物件にサウナがついていて、ボタンを押すだけで温まります（普通のバスルームももちろん隣にあります）。

サウナに入るのは毎日ではなく、週に１〜２回のことが多いようですが、寒くて曇りがちな冬を乗り切るのに大事な習慣です。そんなエストニアでは、日常的に入るサウナ室の他に、聖なるサウナ室があり、なんと出産や、命の瀬戸際の看取りもサウナで行うのだそうです。温まることで、出産や病気の痛みを和らげるのかもしれません。

噂は本当なのかなと、首都・タリンでたまたま仲良くなった地元の20代くらいの女性に尋ねると「あぁ、私のおじいちゃんは郊外出身なんだけど、サウナで生まれたって聞いたわ」とのこと。

生まれるのも、死ぬのも、サウナの中。
健やかな生命活動の根幹に、サウナがある。

国によってサウナで使う植物も違います。サウナでバシバシと白樺の枝をからだに打ったり、コーヒーかすをたっぷりからだに塗っているエストニアのおばちゃんを見ながら、その土地の森や暮らしが目に浮かぶ冬の夜でした。

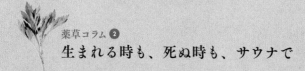

4章 薬草の育成、採取

収穫できる家と庭

「薬草を使ってみたいけれど、どこに生えているの？」私が最初に当たった壁は、これでした。なかなか都市部には緑は少なく、公園は消毒剤などの薬剤がまかれていることも多く、誰かの土地に生えている植物はもちろん勝手に摘めません。

でも、薬草を摘んで使ってみたい！　そんな時には、ガーデニングの延長で薬草木たちを育ててみませんか？　自分で使う分は、自分で栽培する。外に採りに行く手間がかからなくなり、植物たちのことを愛でる楽しい時間が増えます。育てる手間と時間はかかりますが、植物たちから学ぶことが多く、季節や気候風土、虫たちや土壌菌たち、水などの循環やバランスが少しずつ見えてくるようになりますよ。

山の人たちは、山や太陽の位置、水脈、樹の根っこの生え方と地形などを総合的に見ながら、どの樹を切れば使用用途に適していて、土壌も崩れず、数年後にどんな植物が生えてくるかなど、山の健やかさなどを含めて全体で考えるそうです。

そこまでの目と勘を養うには何年もの経験が必要になりますが、植物たちを育てていると、初年度からでも植物たちそれぞれの個性や、自然との向き合い方が見えます。自然に対する自身を俯瞰した時に自分の在り方を見直したりなど、普段見落としがちな視点が見えてくることもあります。普段の人間関係から少し離れて自然界のリズムに触れてみると、視界や心が晴れることもあります。自分や人間社会中心のスケジュールではない、植物や太陽のリズムに寄り添うように作業をして、植物や土に触れることは、根源的な癒やしの一つです。ガーデニングや農作業を通した治癒法もあるくらいです。

育つ喜び、収穫して分け合う楽しみ。

悪天候や思いがけない出来事を受け入れること。

本当に想像もしなかったことが起こります。分からない時やトラブル時には、園芸ショップのお店の方などの専門家やお庭仲間に尋ねたり、助けてもらったりと会話も弾んでいきます。

とはいえ、家で植物を育てるのは難しいという方は、4章コラム（122ページ）の植物園などに見に行かれたり、コミュニティーガーデンや農家さんたちがたまにお手伝いを募集しておられるのに参加するなど、いろんな接点がありますので、お近くで探してみてくださいね。

植物と暮らす一年のスケジュール
（ビギナー向けの薬草2種類の例）

	1月	2月	3月	4月	5月	6月
	冬		春			梅雨
ヨモギ 根がしっかり張ればお手入れがほぼいらない （多年草：二年以上、毎年花を咲かせる植物）	休眠／越冬		発芽〜生育			
			苗の移植（3月） 繁殖しすぎる可能性があるので注意。	種まき（3〜4月） 最初の1〜2週間は水やりをたっぷり。 根がきちんと伸びてきたら、雨に任せるくらいでOK ＊		お茶や入浴剤、 お灸用などに収穫（6〜8月）
			新芽を収穫して、 ヨモギ餅などに （3〜5月）			
アマチャ 病気や害虫に強く、挿し木で増やせて育てやすい （低木：樹木でも背丈が低い植物）	休眠／越冬			発芽		開花
	【鉢植えの場合】 休眠期は枯れたように見えても水は必要。 土が乾いたら水をあげる。 地植えの場合水やり不要			苗を植える（4月）		摘花（6月） 葉を使いたい時は、蕾を取って花が咲かないようにすると、葉の生育が良い

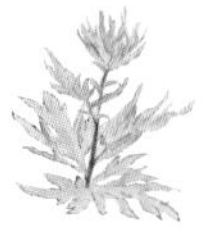

水はけの良い土と
日向が好き

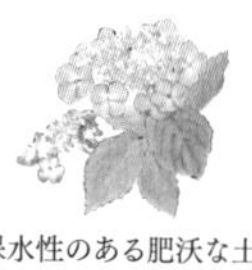

保水性のある肥沃な土と
半日陰〜日陰が好き

	12月	11月	10月	9月	8月	7月
	冬	秋			夏	
【多年草のおすすめの薬草】カキドオシや和ハッカなど ＊真夏以外はアブラムシに注意。テープで取り除くか、ナチュラルな忌避剤としては牛乳か木酢液の５００倍希釈液の散布が有効。	休眠／越冬		開花〜結実			発芽〜生育
			種を収穫（10月） 花が枯れた後に刈り取り、根を株分けしても良い		←	←
			【植え替えたい場合】（9〜10月）＊ ↔	↔		
【おすすめの薬木】チャノキやクチナシや梅など	休眠、越冬		落葉〜花芽形成		開花	
		【寒冷地の場合】 根が霜に当たらないよう、そして冷たい風が当たらないように寒冷紗や不織布などで覆ってあげる		葉を収穫（9月末） ある程度成長してから。本格的な収穫は苗や挿し木から3年後以降など		【挿し木する場合】 ・今年伸びた新枝を10〜15㎝ほど切る。（7月） ・鉢植えでも地植えでもOK
	【植え替えをしたい場合】 葉が落ちたら枝の剪定。風通しが良いと、病気の予防に（11〜3月） ↔	↔		来年に向けて追肥（7〜9月） 腐葉土を混ぜてあげる ↔	↔	↔

植物や場所によってケース・バイ・ケースなことも多いので、こちらはあくまで参考としてください。地域によって月は変動します。

1 植物を選ぶ

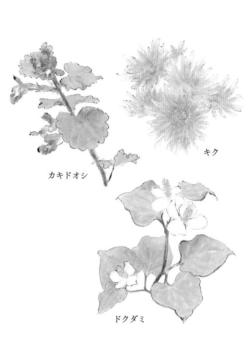

何の植物を植えようかと考える時に、もちろん好きな植物、使いたい植物を選ぶのも良いですが、植物たちの適正も見てあげましょう。日陰が好きな子、日向が好きな子、個性が様々です。「ここに植物を置きたいな」と思ったら、その場所が心地よいと思ってくれる植物を選ぶと、長く元気に過ごしてくれやすくなりますよ。

【光（日向、半日陰、日陰）】

直射日光が好きな植物（陽生植物）と、日光が苦手な植物（陰生植物）がいます。日向、半日陰、日陰といった言葉で表現されることも多くあります。例外で、陽生植物でも耐陰性があるもの、基本は陰性植物だけれど直射日光が当たっても大丈夫な子もいますので、個別で調べたり、その子が育っている環境を観察してみてあげるのも大切です。

日向：直射日光があたる場所が好き（キクなど）
半日陰：一日のうち数時間くらい直射日光があたる場所が好き（カキドオシなど）
日陰：直射日光があたらず木陰が好き（ドクダミなど）

【気温】

原産が熱帯～亜熱帯の植物たちは、基本的に日本の温帯～寒帯の冬が苦手です。冬には温かい室内に避難させてあげたりする必要があります。宿根草や多くの秋植えの一年草は、耐寒性が強い傾向にあり、春に植える一年草は耐寒性があまり強くない傾向があります。

園芸植物の場合は、栽培にあたっての適した温度（生育適温）が種・苗の購入時や本に書かれていることもあるので、チェック！

非耐寒性植物：最低気温10℃以上
半耐寒性植物：最低気温0〜10℃程度
耐寒性植物：最低気温0℃以下

【根付きやすい場所と植物】

調べてもなかなか栽培方法が分からない植物もありますよね。近い場所に生えている植物は根付きやすいので、身近な植物を増やすと失敗しにくいです。山の野草や遠方の植物のように違う環境で生きてきた植物をいきなり移動させてもうまく馴染めないこともあったりしますが、近所に生えていたなら合う可能性も高い（日向／日陰などは似た感じにしてあげてください）。「400m以内の植物なら定植しやすい」という方もいらっしゃいますが、距離感は厳密ではなく、少し歩く範囲内は大丈夫だろうという智慧のようです。

2 植物を買う

種や苗、ガーデニングに必要なものを買いたいなと思ったら、お近くの専門店やウェブショップを見てみましょう。専門店では、プロフェッショナルのアドバイスももらえたりするのも嬉しい所。

・地域の専門店
花屋さん、苗屋さん、種屋さんなど
植物園に売店が併設されていることも。
・ホームセンター、道の駅など
・ウェブショップ（山野草の取り扱いがあることも）
大型モールショップ（アマゾンや楽天など）、大手フリマサイト（メルカリなど）、トオヤマグリーン、園芸ネットなど。

※オンラインショップは輸送中のダメージを受けることがあります。到着したら、まずは水やりやお手入れをして回復をサポートしてあげてください。植物仲間が増えたら、種・苗・収穫したもののおすそ分けや交換などをするのも楽しいです。
※個人同士で取引をするフリマサイトでは、たまに虫や病気のトラブルもありますが、そのリスクも込みでご検討ください。

3 土を整える

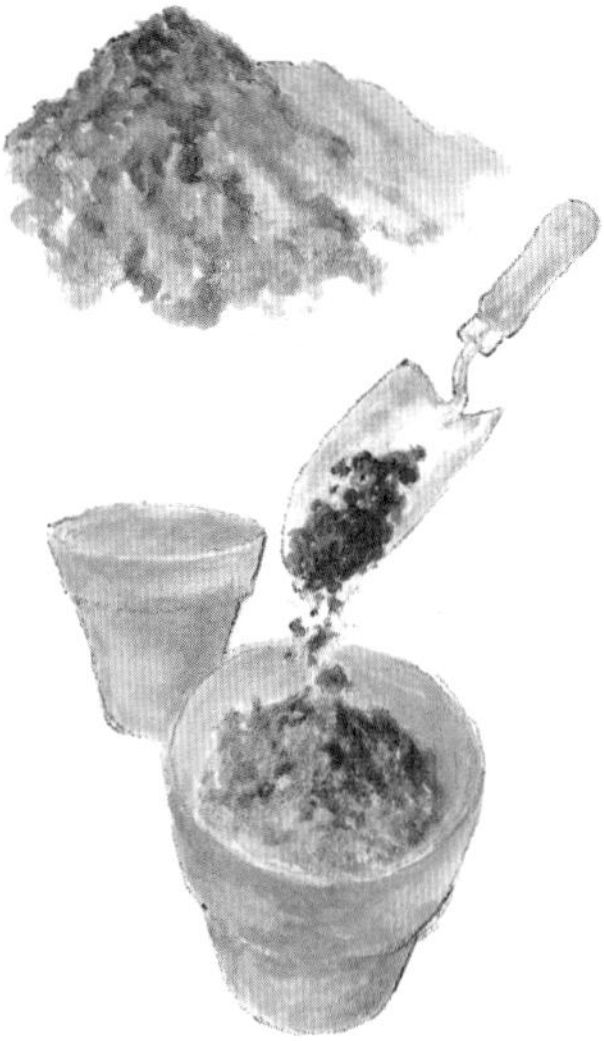

先述の通り、光と温度はその植物の個性に合った場所に置いてあげてください。ここでは土について基本的なことをご紹介しましょう。

土については、多くの植物が良い土だとする条件がいくつかあります（例外もあります）。根は水や栄養を吸い、空気（酸素）も吸いますので、それらが豊かに含まれ、多少隙間のある土の方が気持ちよく成分が循環し、根も伸びていきます。

【良い土とは？】

・水はけや通気性が良い
・適度な保水性
（すぐ乾かない、ずっと湿り続けていない）
・有機物を含む
・微生物が活発な弱酸性　など

※水はけやpHに関しては、植物ごとに好みがありますので、彼らに合わせてあげてくださいね。

【土の種類】

もう既にブレンドされていて、そのまま使える「ブレンド培養土」と、色々ブレンドして使う「用土」があります。

用土も種類があり、土作りのベースとなる「基本用土」と、栽培に適した土にするための「改良用土」があり、それらを混ぜて使います。

ブレンドする土の割合は、基本用土5〜7割＋改良用土（有機質or無機質）のことが多いです。

日本でよく使われる基本用土

赤玉土	一番ベーシックなやや酸性で保水性も高い土。 関東ローム層の土を乾燥したもの。 微塵を除くと通気性が良くなる。
鹿沼土	赤玉土より下層の土。保水性も良い。 サツキなど酸性の土が好きな植物に。 こちらも微塵を除くと良い。
黒土	火山灰土の表面のほくほくした土。 花や野菜を育てるのに向いているが通気性・排水性は 赤玉土より劣るので改良用土を混ぜて使う。

ポピュラーな改良用土

有機物	腐葉土	広葉樹の葉などを発酵したもの。 通気性がよく、保水性、保肥性がある。中性のものが多い
	堆肥	土中の微生物を増やして肥沃にする。一般的に pH8~9
	籾殻 くん炭	酸性に傾いた土を中性〜アルカリ性にする　など
無機物	軽石	通気性、排水性が高い多孔質の砂礫。 軽くて強度がある。
	珪酸 塩白土	秋田県の白い粘土鉱物を加工。水質を向上、活性化して 腐りにくくする。苗の植え付けや水耕栽培に少量加えてあげることも。
	バーミ キュライト	蛭石を高温加熱・膨張させたもの。 保水性、保肥性、通気性が良い。
	パーライト	真珠岩を砕いて高温高圧加工したもの。 水はけを良くしたい時や花壇の土壌改良に。

4 お手入れの基本

植物たちがのびのび生きていけるよう、少し手を差し伸べたり、時には自然の循環に委ねたり。お世話の基本を知りながら、心地よい関係性を探ってみてくださいね。

【種まき】

その植物にとって種まきに適した季節が来たら、土を用意し、たっぷり水をやってから種をまきます。

根がまっすぐに伸びる植物は、直接、鉢や花壇に種をまく「直まき」が好き。その他の子は、ポットなどで発芽〜育苗して苗になってから移植しても大丈夫です。鉢やポットで育てる場合は、まずは「点まき」からやってみましょう。指などを土に数か所差し込み、その穴に1〜数個の種を入れて土を被せます（種を被せるかどうかは、品種別にご確認ください）。

発芽するまでは、土は常に湿っている方が良い傾向にあります。芽が出たら、少しずつ日向へ移動し、多く発芽しすぎていたら間引きます。

【苗を植える】

苗用のポットがそろそろ狭くなってきたなぁという頃に、鉢植えか地植えに移植します。基本の土は赤玉土6：腐葉土4ですが、植物の好みに合わせてあげてください。土の間際で苗を人差し指と中指ではさみ、ひっくりかえしてポットからすぽっと取り出し、根の下に来る分の土を入れておいた鉢の真ん中に置いて、周囲にも用土をかけてあげます（水をあげると土が沈むので、気持ち多めに）。表面は軽く整え、水をしっかりあげます。

【挿し木】

伸びた枝を切り、土に挿してあげるとそこからまた根をおろして増えることができる子もいます。梅雨の時季か9月頃に挿し木をするとうまくいきやすい傾向にありますが、植物ごとに成功しやすい時期があるので、一度調べてからタイミングを見計らってください。

元気な母株に前日はしっかり水やりをして、当日は頂芽を持つ今年生えてきた新しい枝を斜めに切って土に差し込み、約1ヶ月ほど（植物によっては1年ほど）根が張ってくるまでは水をしっかりとあげます。

【水やり】

草本類への水やりは、葉ではなく、根元に届くように水をあげます。植物によって必要な水分量が異なるため、土の湿り具合は好みが分かれます。種から発芽までの時期はたっぷり、夏もたっぷり水やりの回数を増やして……と、同じ植物でも成長具合や季節によって変わりますので、基本は乾燥／湿潤のメリハリが丈夫な根を育てると云われています。日向が好きな植物を地植えにする場合は、水やりをあまりしなくても育つ子も多いです。鉢植えの場合は、ざっくり次の3つの個性に合わせて目安にしてみてくださいね。

基本タイプ：1週間に1度、土の表面が乾いて白っぽくなったらたっぷり水やりするのが基本ですが、冬は少なく、夏場は多くを心がけます（ベニバナなど）。

多湿が苦手タイプ：土の表面が乾いたら水やりしますが、梅雨時期は控えめに。夏の日差しに弱いので、日陰に移動させるのも良し（アマチャなど）。

乾燥が得意なタイプ：土の表面が乾いて数日してから水をやるなど、回数は少なめ。水やりをする時は土全体がしっかり潤うようにたっぷりと。ヨモギは活着すれば、鉢植えでもほとんど灌水しなくても雨だけでOK（ウツボグサなど）。

どのタイプも、水をあげるなら朝～午前中に！　太陽を浴びて、光合成する時に水が必要です。真夏の昼、日向で水やりをすると、熱がこもって植物がダメージを受けたり、葉に水滴が残ってレンズ効果で葉焼けすることもあるので、あげ忘れたら夕方もしくは日陰で水をあげるのがおすすめ。

＼植物の専門家からのアドバイス！／

薬草を植える時は？

薬草を扱う場合は、お庭で育てることを前提に開発された園芸品種とは異なる対応が必要となる場合もあります。
薬草は、もともと野生のもので、生物多様性の高い（＝競争のはげしい）土地を生きのびるために繁殖能力が高まった野草も多いです。
ヨモギなどの強い生命力をもった植物は、その繁殖能力から、他の植物の成長を阻害してしまう可能性があるため、地植えや寄せ植えをする場合は注意が必要です。
育て慣れていないものはまず独立した鉢で育てて、その性格を知ってから他の植物との組み合わせを考えるなど、段階的なとりいれ方をおすすめします。

【草抜き】

時々、他の草が生えてきたら、除いてあげるとお目当ての植物に光や栄養が行き届きやすく、病原菌発生予防にもなりますが、どこまで抜くかはお好みで。

【剪定】

育ってきた樹木の枝を切るのは少し忍びないですが、整えた方が樹木も健康になったりします。樹の大きさや形を整えるのと同時に、風や光が気持ちよく入るようにしてあげます（梅などは、枝を切ると花の数が増えたりもします）。

基本の切り方は2種類。枝の途中で芽から少し離れた場所で切る「切り戻し剪定」は、少し弱ってきた樹木を元気にする剪定。枝の付け根で落とす「間引き剪定」は、密集しすぎた枝や、元気がなかったり病害虫にやられてしまった枝を切る時の方法です。

一般的には落葉樹は葉が落ちた時期だとダメージが少ないので樹形を整えたい時に良く、春〜秋に剪定すると枝が増えます。針葉樹・常緑樹は早春〜初夏に剪定するのが向くとされますが、特例もあるので、まずは個別の植物について調べてみてくださいね。

【摘花、摘果】

薬用植物では、根や葉など使いたい部位の薬効を高めるために、花が咲かないように摘むことがあります。根を収穫したいシャクヤクやトウキは花が咲く前に蕾で切り落としますし（摘花）、柚子や柿などの果実は、大きな実を採るためにいくつかの実の赤ちゃんを間引くように摘みます（摘果）。

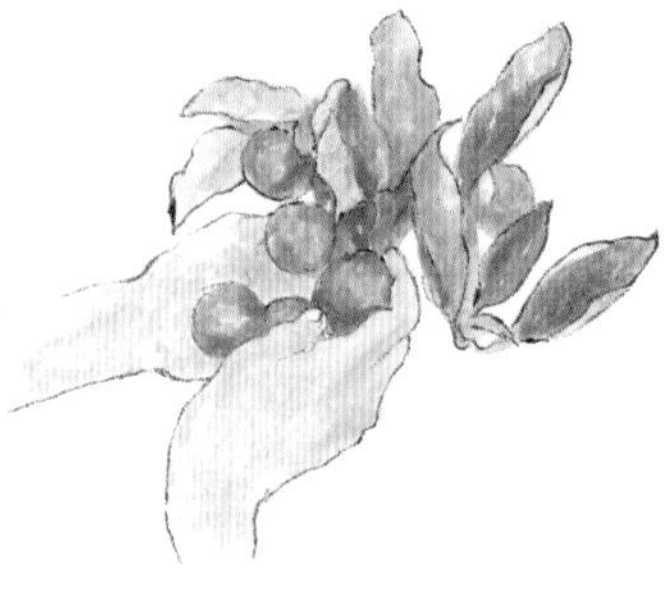

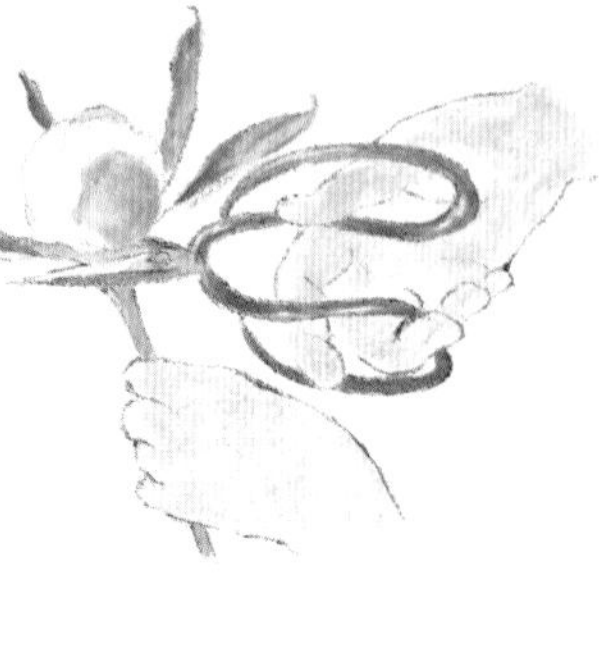

植物たちのSOS

Q 葉っぱがしおれたり、もしくは茶色く、パリパリしてきたら？

→水不足のサインかも。たっぷり土が潤うように水やりを。

Q 植物全体がぐったりして、土がなんだか臭い時は？

→その子にとっては水分過多で、根腐れしているかも。しばらく水やりはせず、
風通しの良いところで経過を見つつ、改善しなければ腐った根を切ったり、
排水性の良いパーライトや軽石を混ぜると良いですよ。

Q 元気がなくて、下の葉が落ちたりしたら？

→鉢なら底から根が見えたり、出たりしていたら、根が生えすぎた「根詰まり」かも？
葉の色が変わることもあります。土の隙間に根が入って保水ができないので、
ひと周り大きな鉢に植え替えてあげてください。

Q 葉先が黄色くなったら？

→複数の原因が考えられます。お水のあげすぎか、日光が苦手なのに日に当たりすぎたか（葉焼け）、
もしくは、逆に日光不足の可能性も。日光不足の場合は、葉の色が薄くなったりもします。

まずは植物の個性と、置かれている環境・状況を見比べてみてくださいね。

Q ひょろひょろ伸びている時は？

→日光不足かも？　植物が光を求めて伸びようとしている可能性もあるので、
日当たりの良い場所に連れて行ってあげるのも良いかもしれません。

Q 成長が止まった気がする。葉や蕾が小さいものしかつかない。

→土の栄養不足かも？　追肥や栄養剤を検討。
植物が栄養失調になっている場合、葉に斑点が出たり変色することも。

症状を見ながらどの栄養が足りないか、もしくは病気の可能性はないかなども検討してみてください。

Q 虫除けをしたいのですが、自然由来の忌避剤、農薬はありますか？

→避けたい相手が誰なのかから、対策を考えていきます。アブラムシの駆除には、
木酢液を500～1000倍に希釈した水を1～2週間ごとにまくなど。一般的な食用酢でも代用できます。
アブラムシやダニの虫除け、うどんこ病対策にはネギ、玉ねぎ、ニンニク、ニラなどを
ホワイトリカーに漬けて１ヶ月置いたものを10倍希釈して散布する方法も。
なめくじはカフェインが嫌いなのでコーヒーかすを土の上にまいたり、
ドクダミの生葉を３～４分煮出した抽出液の散布も虫除けに。

＊上記の理由以外にも様々な要因・対策が考えられますが、植物が元気がないと思ったら、
まずは水、光、栄養の過不足を見てみます。気温が急激に変化する環境でないか、適温かもチェック。

それぞれの植物の特性や、なりやすいトラブル・病気も調べてみてくださいね。

5 採取

なるべく収穫したその日のうちに、水洗いなどの処理をし、乾燥する場合は干す所までやってしまいましょう。植物たちは切った後も呼吸をして、熱を持っていますので、劣化が始まります。収穫と水洗い、乾燥はセットでスケジューリングすると品質の良いものができます。

【葉・茎・花などを収穫する】

ドクダミは花の時期に収穫することで有名ですが、一般的に地上部は花の時期に収穫すると良いと云われています。また、昔は夏至や夏の土用に収穫する風習も。新芽は柔らかいので食用には良いですが、お茶用など量が欲しい時は夏などの成長期に。

野生のものを採集する時は、必ず半分は残すこと。地上部だけを使うなら、根も残します。そうすれば来年も採れますし、他の人、他の動物も楽しみにしていますので共有しましょう。みんなの自然は、みんなで分け合い、「足るを知る」というように寛大で謙虚なこころで、ぜひ収穫してくださいね。もちろん、植物への感謝も忘れずに。

【実を採る】

熟していくほど、甘くなる果実。甘くて美味しいものが好きなのは人間も虫や鳥たちも一緒なので、早めのタイミングの収穫も大切です。例えば秋のはじめに実をつけるナツメは、赤く熟した方が美味しいですが、完熟だと虫も入りやすくなるので、赤茶色に全体が染まり少し柔らかくなった頃に収穫します。まだ黄緑色が残るうちに収穫する場合もあり、収穫後に風通しの良いところで数日追熟することもできます。一つ一つ採ったりもしますが、ナツメや梅はシートを下に敷いて枝を揺らして落とすことも。

【樹皮を採る】

樹皮や木部は6～7月などの成長が早い時期が、するんと剥きやすくなっています。この時期に収穫しましょう。

【根を掘る】

秋から冬に移る頃、だんだん草木は地上から少なくなり、広葉樹も葉っぱを落として冬を乗り越える準備をしています。この、根に栄養が詰まった時期、霜が降りる前に根は収穫します。トウキなども地上部が枯れてきたら、根を丁寧に掘り起こします。

6　水洗い

収穫したら、まずは水洗い。ゴミや土を流して多少の雑菌を落とし、虫さんや卵などを避難させます。傷みや変色した部分を除くと、その後の腐敗や雑味の発生も抑えられる大事な工程です。洗いすぎると風味も落ちるので程々に。

【茎や葉】

ボウルなどに水をためてしっかりと洗い、水気を十分にきってから花束のように束ね、逆さに吊るす（30ページ「茶葉を作る」）。風通しの良い日陰がおすすめです。

【花】

水洗いでも香りは流れてしまうので、さっとだけ。水に浸けて、虫やクズなど除きます。桂花陳酒《けいかちんしゅ》などのリキュールを加えた水で洗うことも。

【根や根茎、樹皮】

ブラシなどで土などを落とし、太いものは切ったりして天日干しにする。乾燥しにくい根茎は、湯通しする（80℃くらいのお湯に10〜12分ほど漬ける）と、天日干しの乾燥が早くなり、虫の被害も減ります。

【樹皮】

粗皮は剥ぎ、天日干しにする。

【きのこ類】

さっとブラシなどで土やゴミなどを落とし、2〜3分ほど蒸す。風通しの良いところにザルや紙を敷いたりしたところになるべく重ならないように並べて乾燥させる。

7 植物の分類

シソ科やアブラナ科など、植物のグループ名を見聞きしたことがある方も多いのではないでしょうか。昔は形態（見た目や特徴）などから、今ではＤＮＡ解析の結果から、植物たちをカテゴライズした学問が植物分類学です。

カール・フォン・リンネは植物たちを分類するのに種《しゅ》をベースとした４つの分類階級を作りましたが、現在では７段階になっています。全ての植物は「植物界」の一員で、その中に界・門・綱・目・科・属・種でグルーピングされています。日常でよく使うのは科と属です。

植物を見分けるのに、この科（family）が分かっていると分かりやすいので、日本でよく見られる植物の科を挙げておきますね。例えばシソ科は茎が四角い、アブラナ科の花は花弁が４枚など、それぞれ特徴があります。

まずはこれからスタート！身近でよく使う薬草の「科」７選！

植物の分類（科）	特徴	薬草の例
シソ科	茎が四角く、葉は対生。花は5枚の花弁がくっついて唇みたいな形。	国内：ハッカ、シソ、カキドオシ、キランソウ、ナギナタコウジュなど 海外：ローズマリー、バジルなど
セリ科	葉のフチが鋸歯。白い小さな花がたくさん放射状に咲く（複散形花序）。	国内：トウキ、サイコ、センキュウ、ボタンボウフウ、野菜のニンジンなど 海外：フェンネルなど
キク科	花は、多くの小花が花序に密集して1つの大きな頭のように咲く。	国内：キク、ヨモギ、タンポポ、フキ、オケラ、除虫菊、ゴボウなど 海外：向日葵《ひまわり》、カモミールなど
バラ科	花の花弁と萼裂《がくとう》片が5枚ずつで、雄しべも雌しべも複数ある。	国内：サクラ、ウメ、モモ、ビワ、ヘビイチゴなど 海外：バラ、アーモンドなど
ショウガ科	地下茎が大きく発達する多年草。ラン科のように大きく穂状の花が咲くことが多い。	国内：ショウガ、ウコン、月桃、ミョウガ、ガジュツなど 海外：カルダモンなど
マメ科	つる性で、蝶みたいな形の花が咲くものが多い。複数の小葉が羽のように集まって1枚の葉となり、互生のことも多い。	国内：アズキ、大豆、葛、藤、ハブソウ、カワラケツメイなど 海外：スイートピー、アカシアなど
クスノキ科	枝葉に芳香をもつことが多い。春先に黄色い花をつけることも。葉の葉脈が縦にはっきり伸びる。	国内：クスノキ、ニッケイ、クロモジ、月桂樹など 海外：アボカドなど

植物の部位と形の名前

植物の話をする時、見分ける時に、パーツや形の名前がわかっていると便利です。
今回はミニマムに数種類だけご紹介いたします。

【植物の構造】

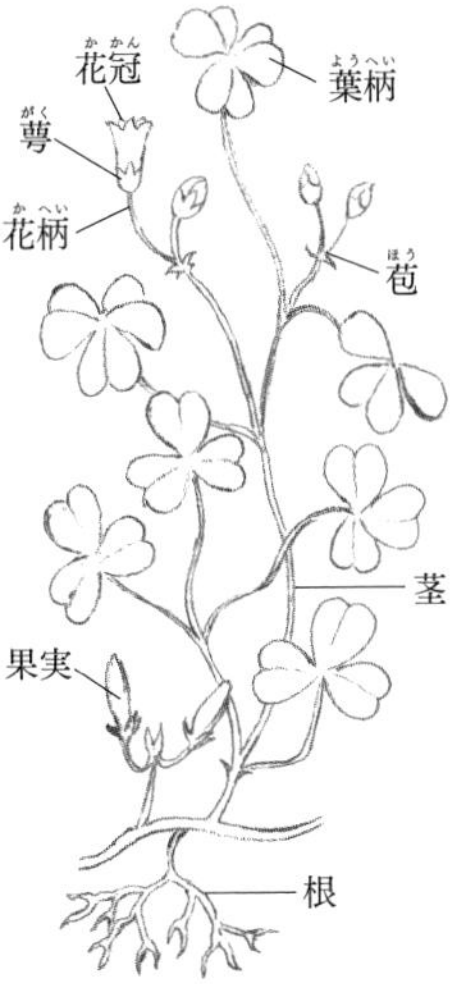

【花の部分と名称】

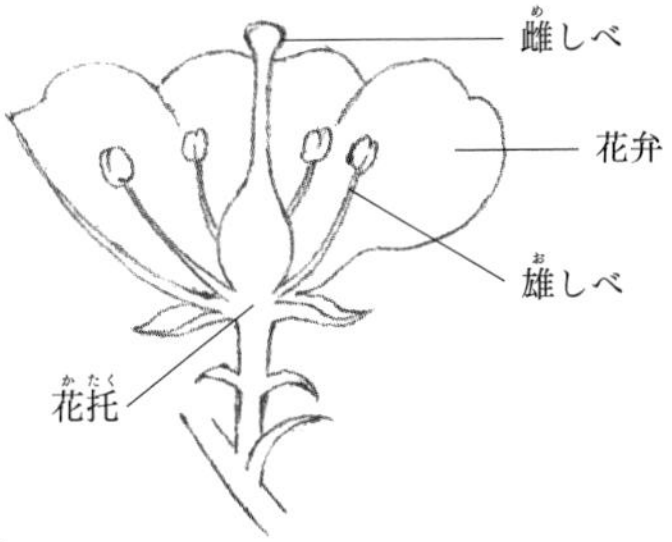

【葉序《ようじょ》】

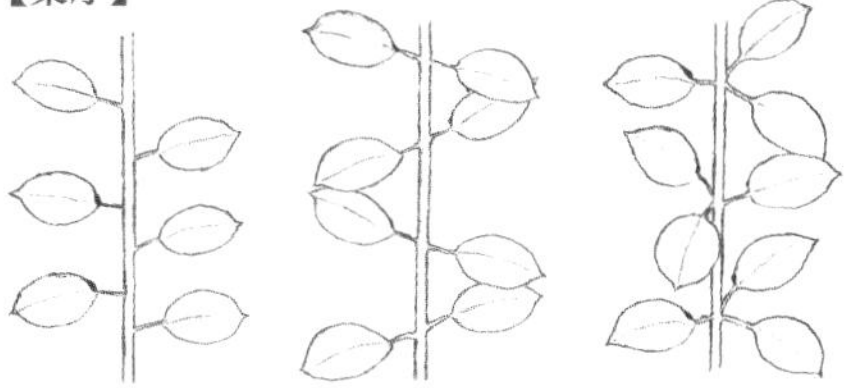

互生《ごせい》葉序　対生《たいせい》葉序　輪生《りんせい》葉序

【葉縁《ようえん》】

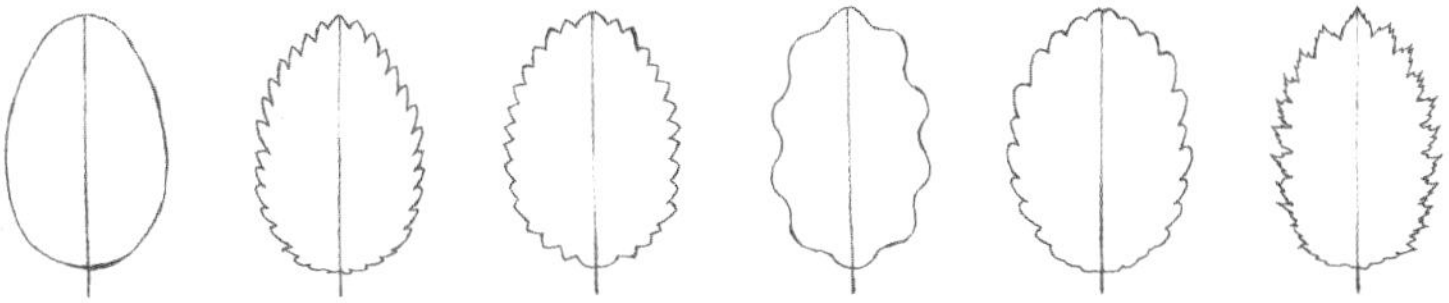

全縁《ぜんえん》　鋸歯《きょし》　歯状《しじょう》　波状《はじょう》　円鋸歯《えんきょし》　二重鋸歯《にじゅうきょし》

【葉の全形】

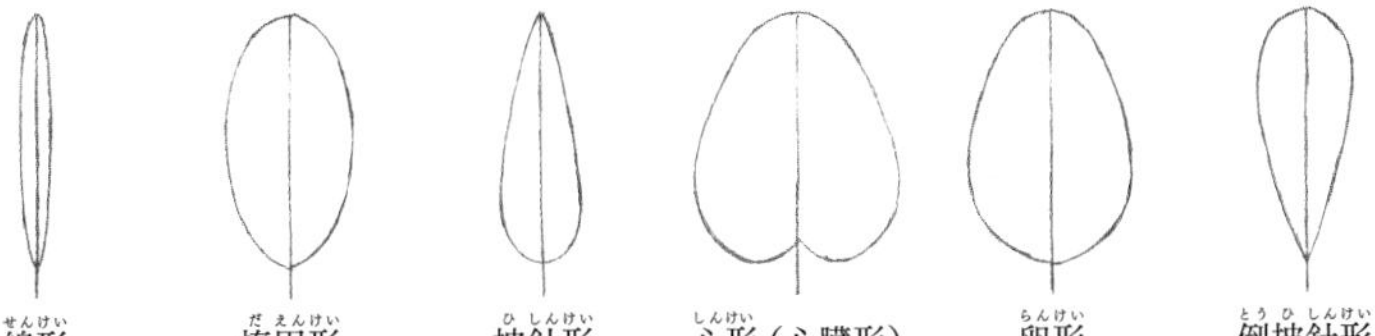

線形《せんけい》　楕円形《だえんけい》　披針形《ひしんけい》　心形《しんけい》（心臓形）　卵形《らんけい》　倒披針形《とうひしんけい》

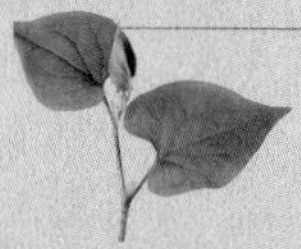

薬草コラム ❸

薬草に出合うフィールドワークに出かけよう

薬草を学ぶなら、やっぱり現地へ行くのが一番。想像以上の情報が入ってきて、驚きの連続です。各地を訪れる時は、できるだけ博物館や植物園に寄るようにしています。その時の気候風土や歴史と密接に、生活文化が生まれていて、それらが全部つながっているので、なぜその風習になったのか納得できることがたくさんあります。

日本は縦長の列島で高山も海辺もあり、寒帯、温帯、亜熱帯などの気候のバリエーションが多くあります。それぞれの地域に合った植物が繁栄するため、地域によって異なる植生につながり、気候風土を知ることも薬草・野草と出合う大本となります。その他、海流や交易などの影響で、その島だけに自生する植物があったり、植生の境界線も現地に行くと伝承や物語を見ているようで面白いです。

知る→ 使う…の繰り返しが、学びを智慧にしていくのに一番良い醸造過程ですが、植物をきちんと見分けて採集・使うことが大事なので、実物を見ておくことはおすすめです。成長過程や時期によって、全然違う姿形をしていることもあります。1回では覚えきれませんが、何度も見に行ったり、1日に数種類だけを覚えるようにするなど、少しずつ頑張りすぎずに覚えてみてくださいね。生えている場所や日の当たり具合、近くに生えている植物なども一緒に風景として覚えておくと、他の野山に出かけたときにも見つけやすくなりますよ。

売店に素敵なグッズや本が置かれていたりもしますし、講座やワークショップが開催されていることもあるので、事前にイベント情報なども見てみてくださいね。

ということで、薬草に出合える場所を、幅広くリストアップしました（ほんの一部をご紹介します）。

おすすめ！ 各地の植物・植物にまつわる場所リスト

［旭川市博物館］北海道旭川市	［向島百花園］東京都墨田区
［上杉博物館　置賜の庭］山形県米沢市	［東京都薬用植物園］東京都小平市
［御薬園］福島県会津若松市	［伊吹薬草の里文化センター］滋賀県米原市
［筑波実験植物園］茨城県つくば市	［京都府立植物園］京都府京都市左京区
［シミック八ヶ岳薬用植物園］山梨県北杜市	［森野旧薬園］奈良県宇陀市
［旧高野家住宅 甘草屋敷］山梨県甲州市	［くすりの道修町資料館］大阪府大阪市
［国立科学博物館］東京都台東区	［高知県立牧野植物園］高知県高知市
［小石川植物園］東京都文京区	［旧島原藩薬園跡］長崎県島原市

5章 薬草と生業

薬草の目線で旅をすると、
その風土や歴史に紡がれた宝物に出合います。
薬草にまつわる生業《なりわい》に取り組む方が、
日本にもたくさんいらっしゃいます。
時には、何百年もの時間を超えて
いかなる時代のうねりがあっても伝承し続け、
幾多の人々に元気や癒やし、祈りを届けておられます。
今回は、とっても特別な5名の方にお会いし、
お話を聞かせていただきました。
めくるめく薬草の旅へ、ようこそ！

【野草農家】 摘み草のお店

つちころび 鶴岡舞子さん（山梨県）

山梨県で摘み草のお店を始めて

元々、東京で生まれ育った鶴岡舞子さん。いつか東京から離れて田舎に住みたいと願う、自然が好きな幼少期を過ごし、東京農業大学に入学。卒業後にご縁がつながった山梨県へ移住した直後に、野草を教えてくれる先生と出会い、仕事の合間に通い始めました「先生から身近なものが薬草になり食べられることを教えてもらいました。学ぶだけじゃなく、自分で実践してみたくなったんですよね」と、ヨモギを摘み始めると友達の間で評判になり、2008年から仕事のかたわらで勝沼町の朝市へ毎月出店し、摘み草のお店「つちころび」が生まれました。

数年後、「自分は何をやりたいのか？」という壁にぶつかった時に東日本大震災が起こり、全てが一回リセットになりました。悩んだ末に「雑草の価値に気づいたからこそ、やっぱり商品として形にしたい」と、起業を決意。当時は女性起業家へのサポートも理解も少なく、他

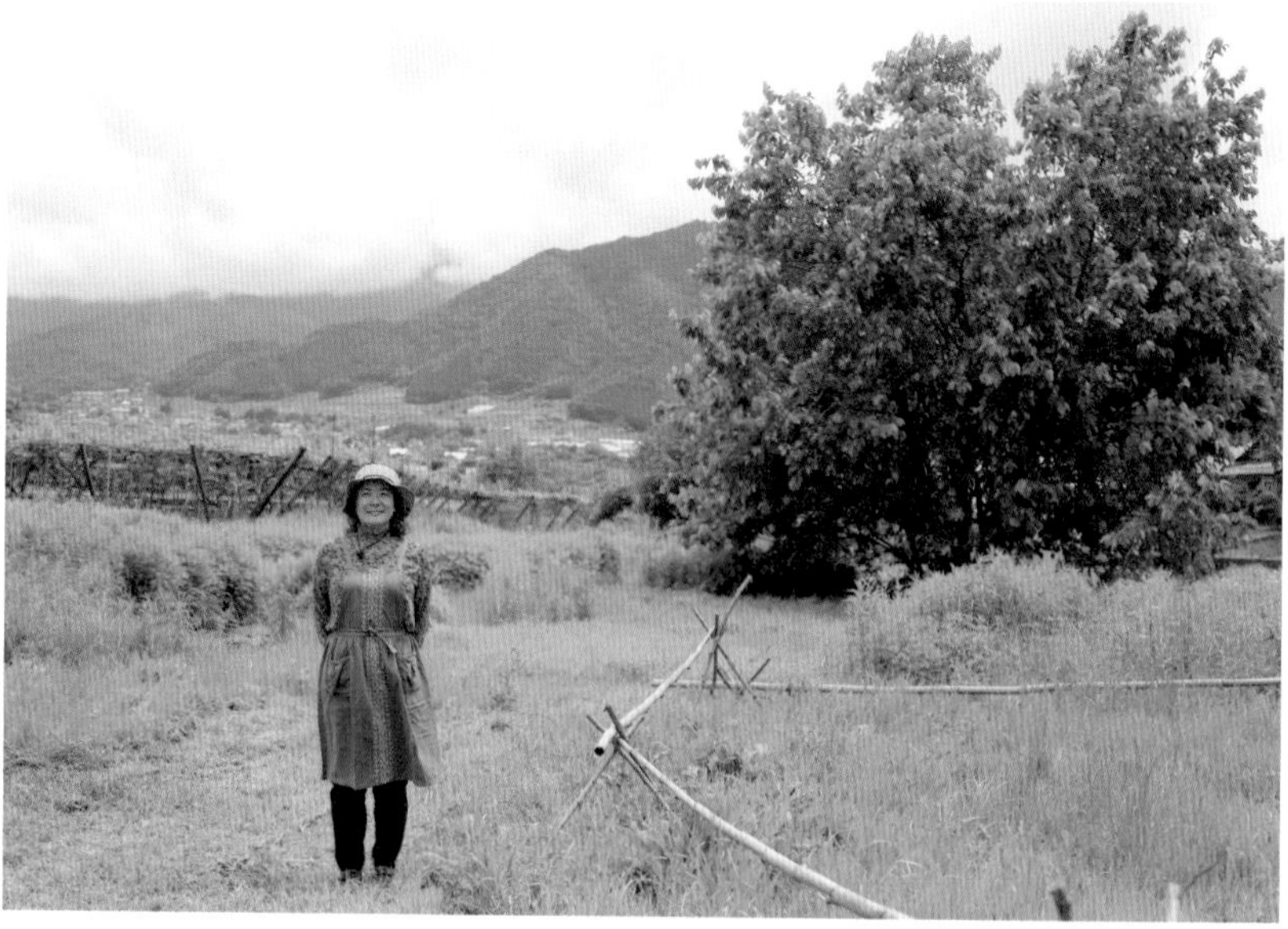

1.

の野草農家も見当たらないため、ひとりで手探りで手法を確立し、売価の基準もないため新たに価値を作り、伝えていく必要がありました。そうやってフロンティアを開拓していきます。

まずは甲州市の地域おこし協力隊として、地域の人と関わり、町の課題に取り組みながら、周囲に自分のやりたいことを理解してもらえる状況を5〜6年かけて丁寧に築き、今では遠方の方や根強いファンにも野草講座が大人気になりました。

実践し続けてこそ見えるもの、植物が教えてくれること

鶴岡さんの畑は4反半の耕作放棄地を開拓した、多様な動植物が生息して憩うビオトープ。

「ここで摘む草はレストランなどへ出荷するので、食べる時や、お皿にのった時のことを考えながら、柔らかさや大きさを意識して摘んでいます。野草は無料のものだと言われたりしましたが、山菜と同じように扱い、旬や西洋ハーブにはない魅力を伝えていくことで価値観も変わっていきました」。

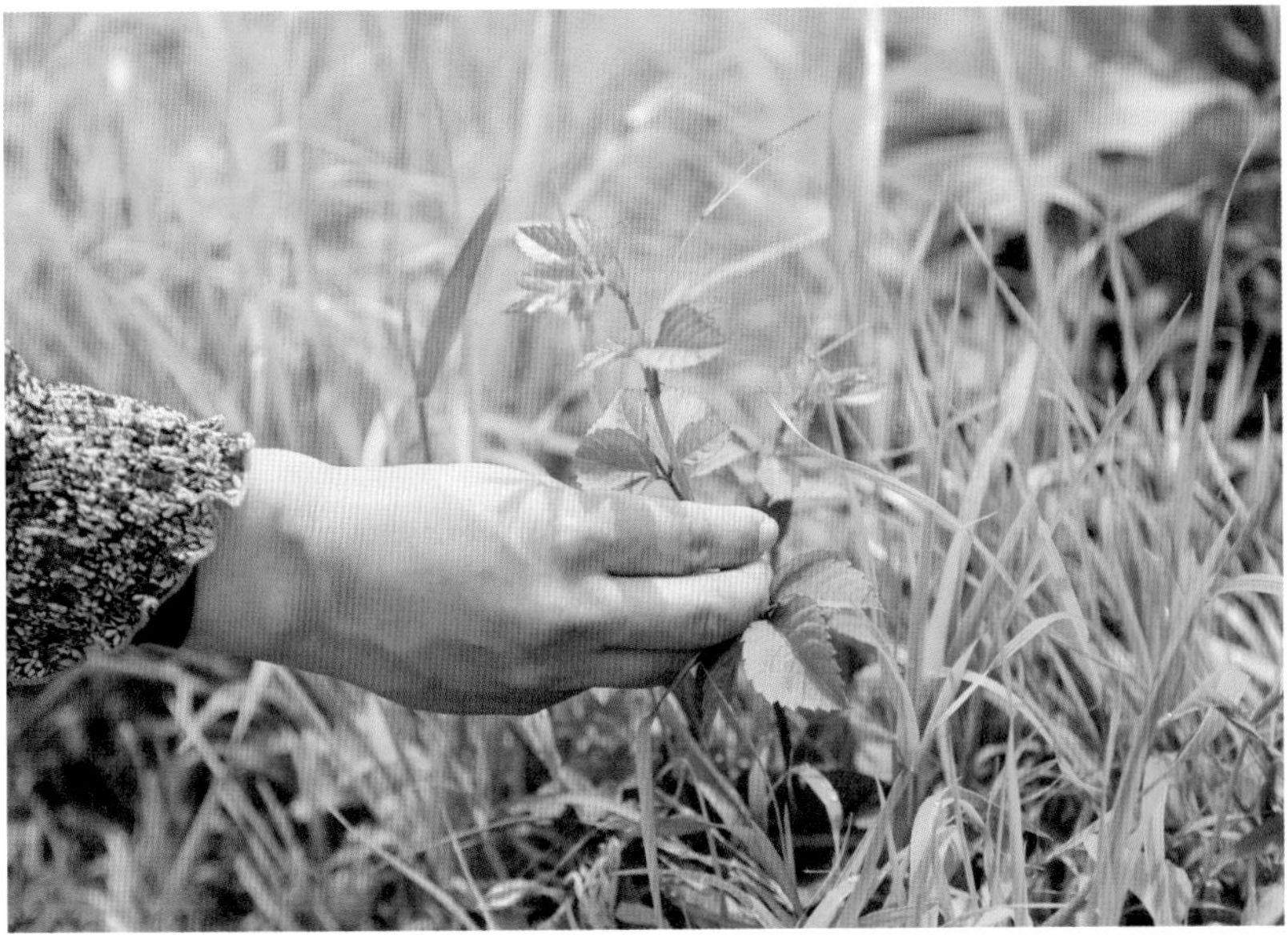

2.

地道に10年ほど続けると周囲の野草を見る目が変わってきたという。

そうした努力が実り、三十年野草の世界でご活躍された、日本摘み草研究会の創設者・篠原準八先生から「摘み草サミット」の事業を継承し、また新たな挑戦が始まろうとしています。「私なりの形になるかもしれないけれど、引き継がせていただき、野草に関わる人達の交差点のような場所を作りたい」と、ついに２０２３年５月に鶴岡流リスタートのサミットを開催。草木染めや野草スイーツのブースがあったり、シェフがその場で摘み草をして料理をしたり、和気藹々《あいあい》と笑顔が絶えない二日間となりました。

最後に、鶴岡さんに摘み草の魅力を尋ねました。「足元にある自然界のサインを拾い集めるって楽しいですよ。日本人ならではの野草＝ハーブを取り入れた暮らし方ができる自分に成長していく満足感がたまらないですね」。

自然を活かし、活かされる野草との生業。彼女が届ける摘み草は美しく、活き活きと生命力にあふれていて食べると元気が出ます。ぜひ出会ってみてくださいね。

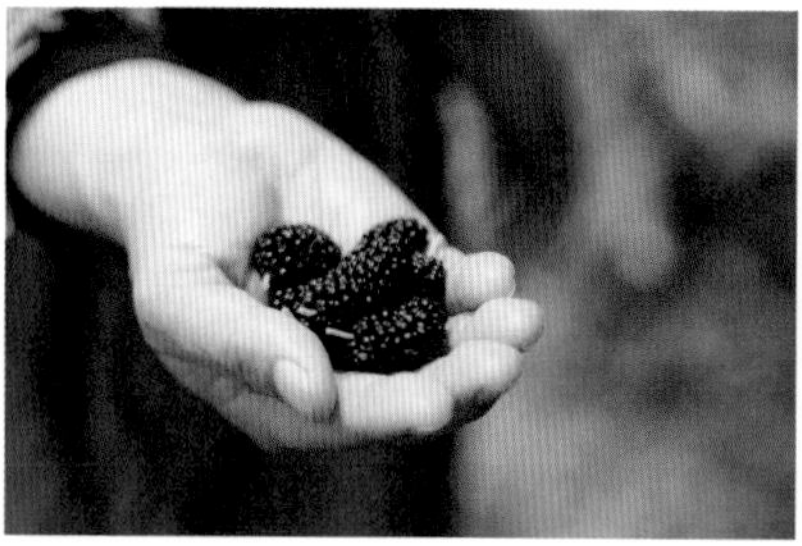

4.

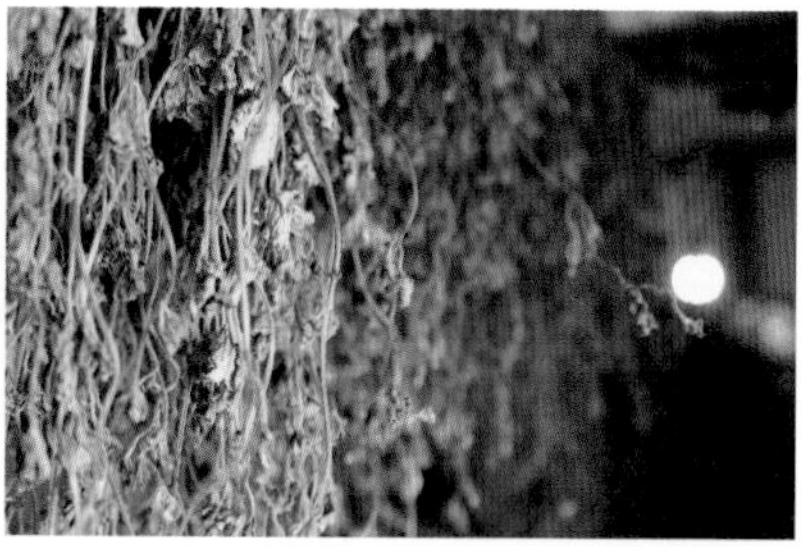

3.

1. 藪を切り拓き、見晴らしが良いこぴっと畑が誕生
2. 収穫の様子
3. 野草を乾燥する時は、芳しい緑のカーテンになる
4. 桑の実がたわわになっていました
5. 鶴岡舞子さん
野草講座や出店情報などは、Facebook ページやInstagram「摘み草のお店　つちころび」などをご参照ください。

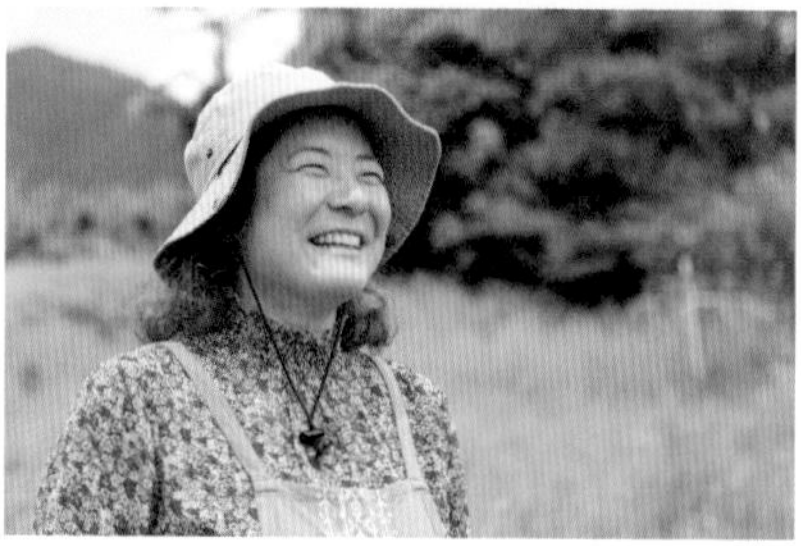

5.

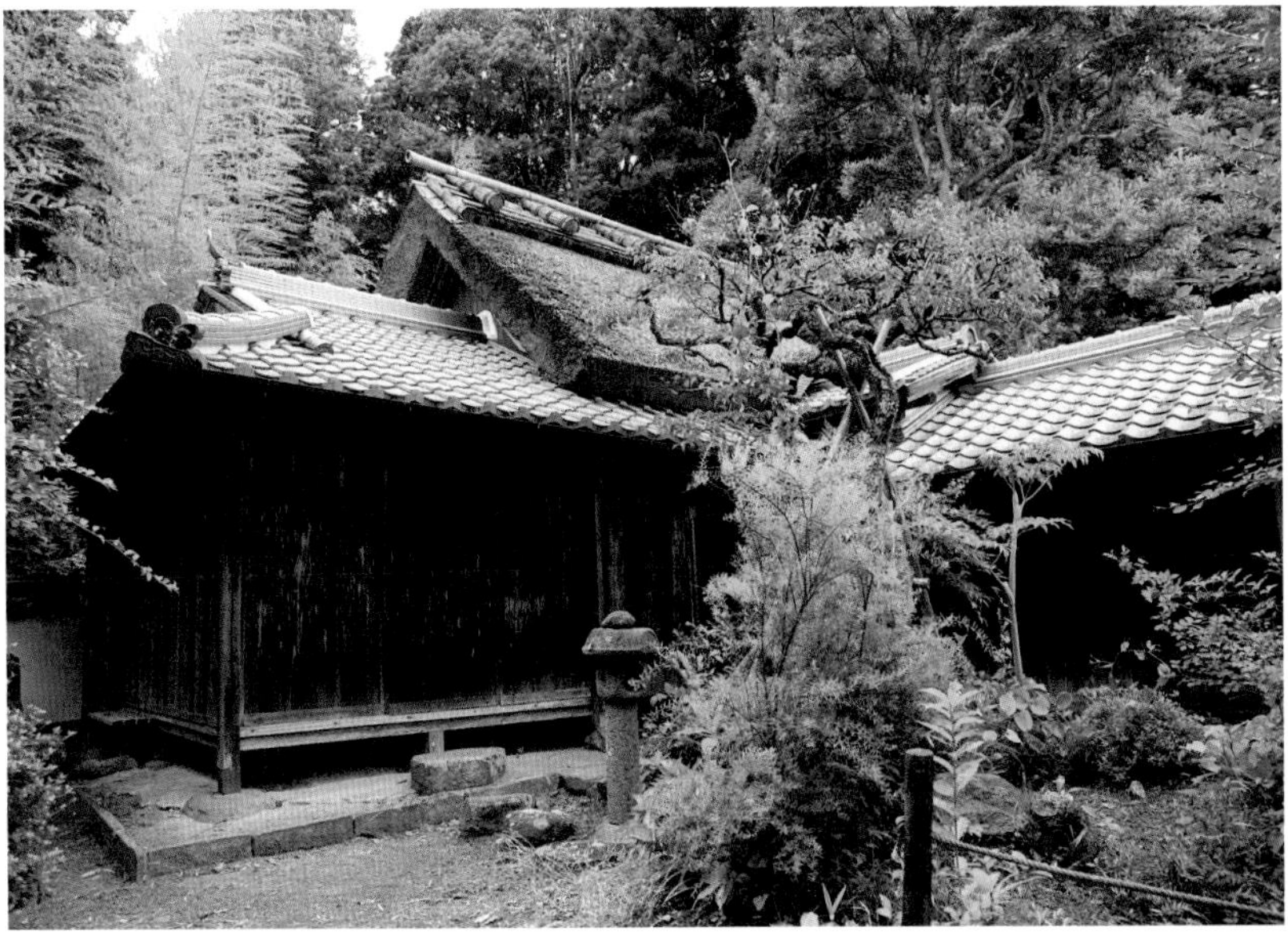

1.

【薬園と葛粉】　森野旧薬園

森野吉野葛本舗（奈良県）

名産・吉野葛の始まりと、森野家

奈良の宇陀から吉野にかけては、遥か昔から薬の名産地。６１１年に推古天皇と聖徳太子が薬狩りを行ったという日本最古の薬草の記述が『日本書紀』にも綴られています。

時は流れて16世紀中頃のこと。森野家の祖先が葛粉の製造を始め、「吉野葛」として評判になり、数代継承した後の１６１６年に葛粉作りに最適な寒冷さと水がある大宇陀へ移住されました。

この地域の葛の根には、特に良質の澱粉《でんぷん》や栄養が多く含まれています。冬に掘り起こし、根から採った澱粉を水で撹拌して沈殿させる工程を2~3週間かけて何度も繰り返すと純白の葛粉になります。仕上がりは原料のたったの1割程度という希少な食材。乾燥まで含めて3ヶ月もの時間がかかりますが、きめ細やかな口当たりに仕上がります。これが最高品質の「吉野本葛※」です。

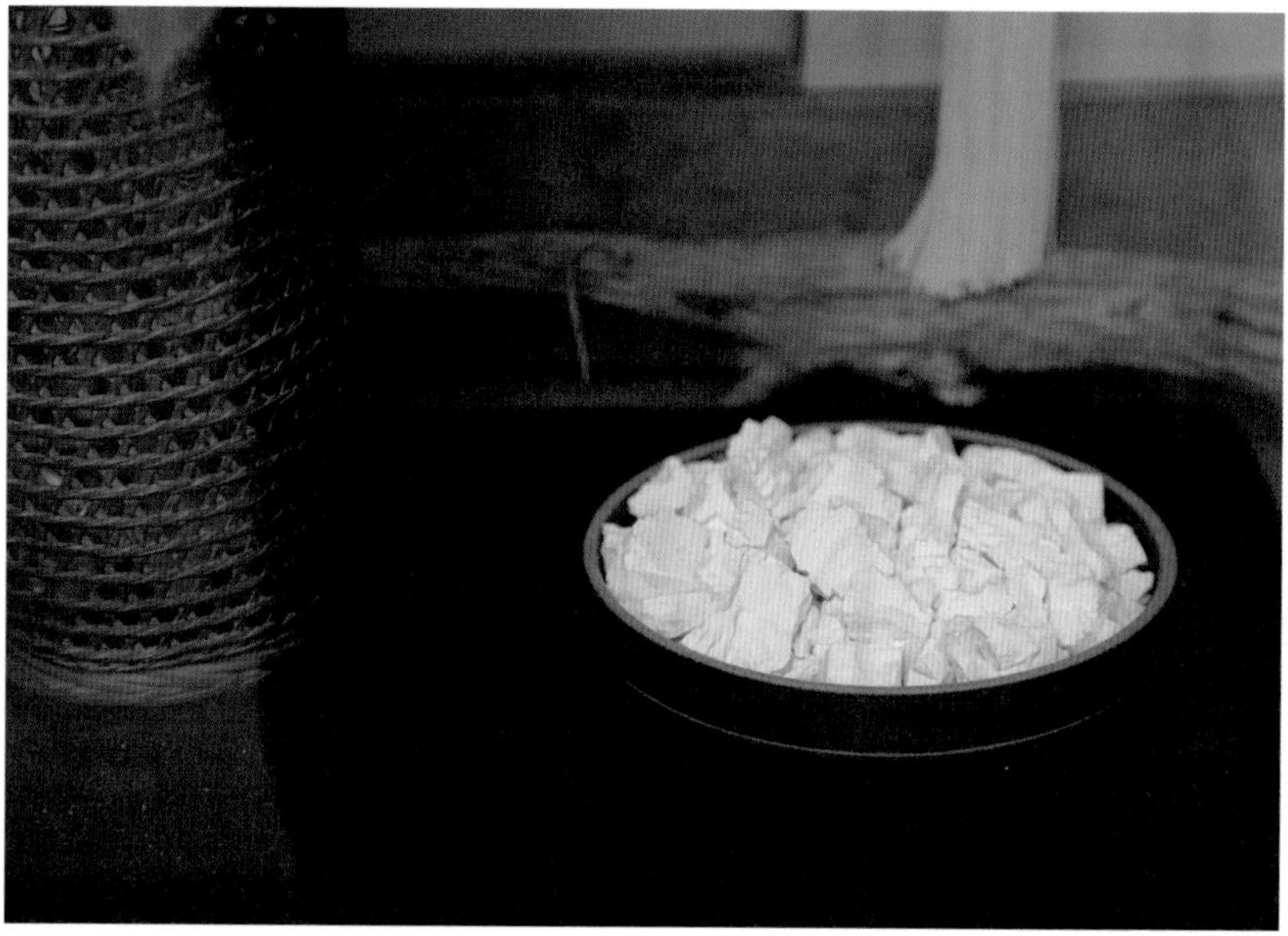

2.

葛粉は加熱すると、もちもち感が生まれ、幅広いお料理やお菓子に使えます。消化・吸収しやすく、風邪などで体調を崩した際にも重宝します。「食が細い時にも胃腸にやさしく、すっと喉を通ります。赤ちゃんの離乳食にも良く、三人の孫にも食べさせて大事に育ててきました。おすすめの料理はごま豆腐で、無添加のできたては格別ですし、意外と簡単です」と笑う森野さん。

現存する日本最古の私設薬園・森野旧薬園

お店から入園できる森野旧薬園は、江戸時代中期（1729年）に11代目の森野通貞（号は賽郭《さいかく》）が創園しました。

8代将軍徳川吉宗の頃、賽郭は昔から好きだった薬草木を屋敷内で栽培し、研究していたことが幕府にも聞こえたようで、幕府採薬使・植村佐平次の近畿、美濃、北陸の薬草リサーチの旅に随行することになりました。その功績により、幕府から貴重な海外の種苗（山茱萸《さんしゅゆ》、天《てん》台烏薬《だいうやく》など）をいただいたので、各地で採取した薬草類とともに自宅の裏山に開いた薬園に植えました。その薬

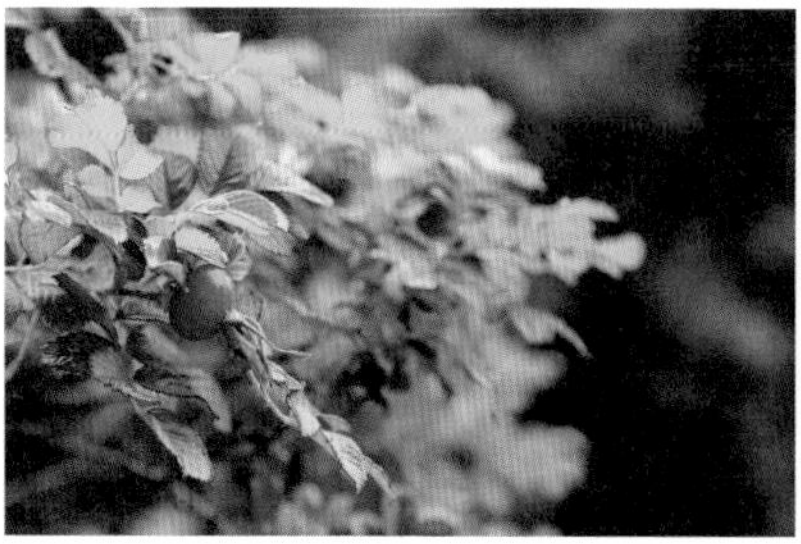

4.

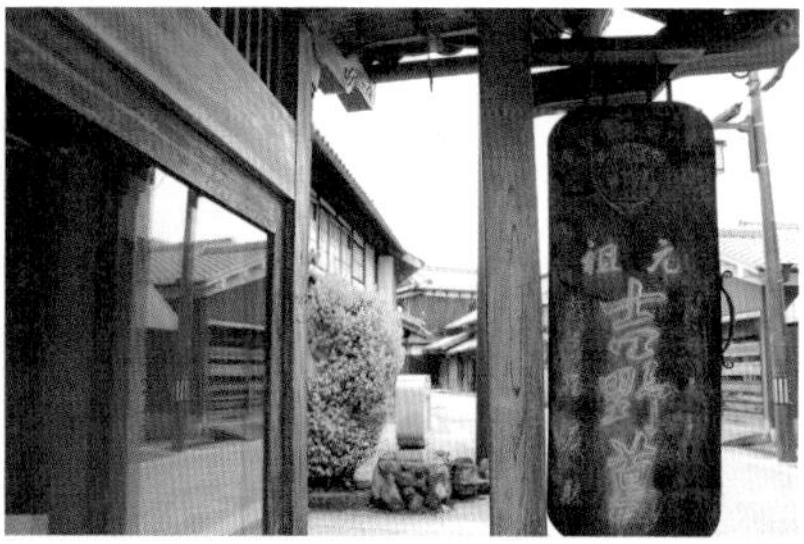

3.

1. 桃岳庵《とうがくあん》。家督を譲った賽郭が、薬草の世話や観察をしながら1003種の動植物などを描いた図譜『松山本草全十巻』を集大成した場所
2. 何度も沈殿、撹拌をくり返すうちにあくがとれて真白になります
3. 伊勢や熊野に通じる松山街道を行き交う人々を見守ってきた看板
4. お季節ごとに見所が変わる。ちょうどハマナスの実がなっていました
5. お話くださった森野燾子さん

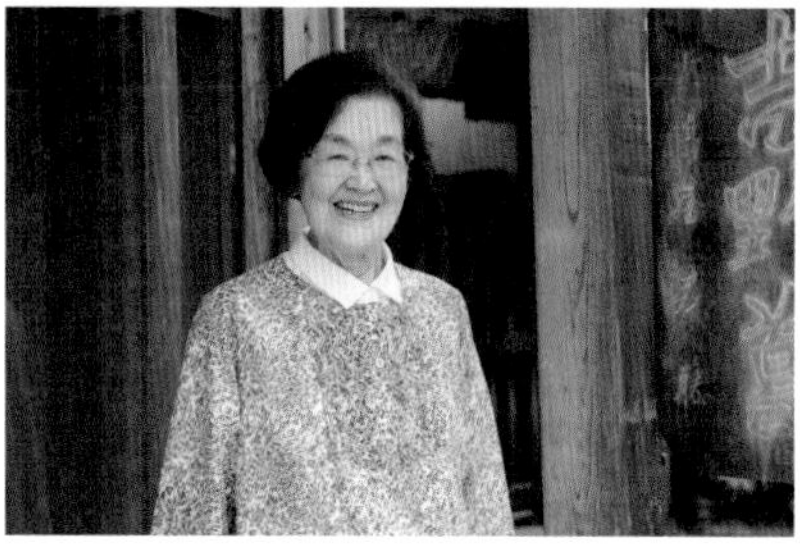

5.

園は幕府の補助機関の役割も果たし、吉宗の国産漢方薬を普及させる国策に貢献しました。

「日本での生薬栽培方法を研究しながら、幕府や採薬使と情報交換し、近隣のお百姓さんに栽培方法を指導する役割もあったようです」。

明治時代に新薬が普及して日本各地にあった薬園が閉鎖されていく中でも守り抜かれ、東京の小石川植物園と並んで現存する日本最古の薬草園となっています。現在は「森野旧薬園」と呼ばれ、建物も２５０種以上の薬草木も、丁寧に栽培・保存され続けています。

「先祖がいただいた薬草・薬木を今の時代まで３００年ほどになりますが、絶やさずにここの場所で保存していくことが、代々の後継者の役目です」。

現在、ご近所の原野さんご夫婦やボランティアの方々がお手入れをしておられますが、薬園管理は専門知識も必要で、時間と手間がとてもかかります。日々の努力が実って、続いている薬園。脈々と続く薬草たちと本物の葛に出合いに、どうぞお出かけください。

※「本葛《ほんくず》」、「吉野本葛」という表記は、葛由来の澱粉１００％の葛粉を指します。一般的に「葛粉」とだけ書かれているものは、葛以外の澱粉が含まれており、風味や薬効も異なります。

【伝統薬】 池田屋安兵衛商店（富山県）

「反魂丹《はんごんたん》」

江戸時代に一世風靡した反魂丹と、薬の街・富山

富山県は、製薬の街としても名高いエリア。幅広い医薬品が作られており、昔ながらの伝統薬の製造も、常備薬を各家庭に届ける売薬さんも健在です。

なぜ富山県はこんなに製薬産業が栄えたのでしょうか？　そのルーツは、江戸時代中期に富山藩の二代目藩主であり、薬草研究家でもあった前田正甫《まさとし》公にあります。ある日、備前の医師・万代常閑《まんだいじょうかん》から反魂丹という薬の製法を伝授されたことをきっかけに、城下の薬種商人に命じて反魂丹の製薬を始め、富山藩の特産に育て上げて財政や産業の基盤を作りました。実際の効き目も高く、反魂丹は人気を博し、「薬は富山」と知られるようになります。

明治時代には、国が西洋医学を取り入れ始めて、伝統的な生薬を使った売薬にも変革を求めました。販売が許

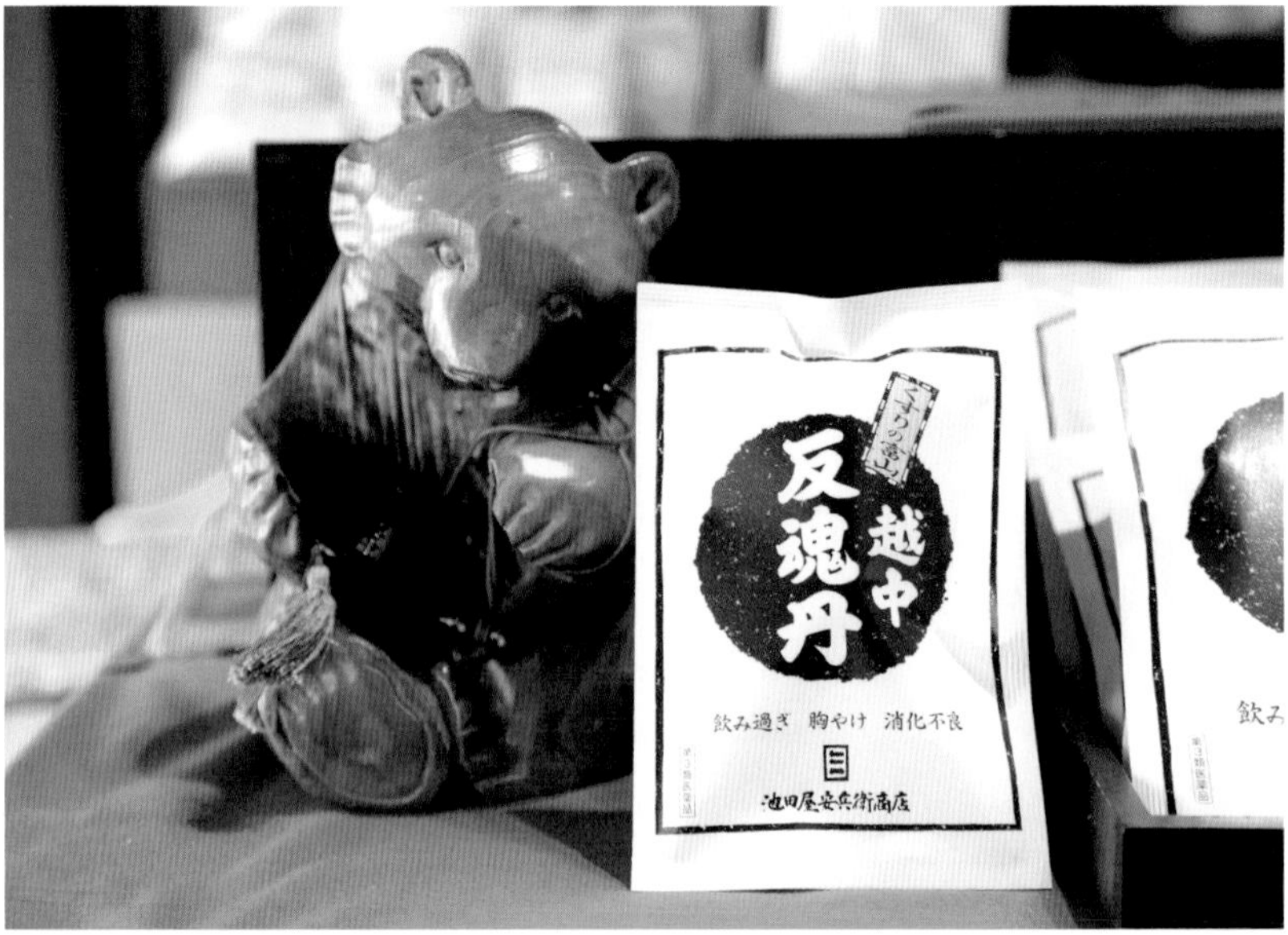

1.

可制となり、泣く泣く製造廃止となった薬もたくさん。しかも許可を得た薬にも薬税などが加わり、富山売薬も一時は販売が困難な状況に陥りました。しかし体制を整え、明治後期には再び発展を遂げて、海外まで販路を広げました。反魂丹もそんな苦難の時代を乗り越えて、現代でも愛用される貴重な伝統薬です。

伝統薬の現在と、池田屋安兵衛商店

そんな反魂丹を現在も製造・販売する池田屋安兵衛商店は、1936年に富山城の城下町エリアで和漢の生薬を扱う問屋として創業し、戦後まもなく越中反魂丹を中心に薬の製造を始めました。現在は入浴料や和漢のお茶、薬膳食材もたくさん並んでいます。

古き良き面影を残す店舗は、第二次世界大戦の富山大空襲で一度焼けてしまいましたが、戦後すぐに看板と暖簾《のれん》、建物も昔のように作り直し、今では富山市内で最も古い木造建物です。

池田屋安兵衛商店では、3つの体験ができます。

1つ目は、座売《ざう》り。和漢の専門家が丁寧にお話ししな

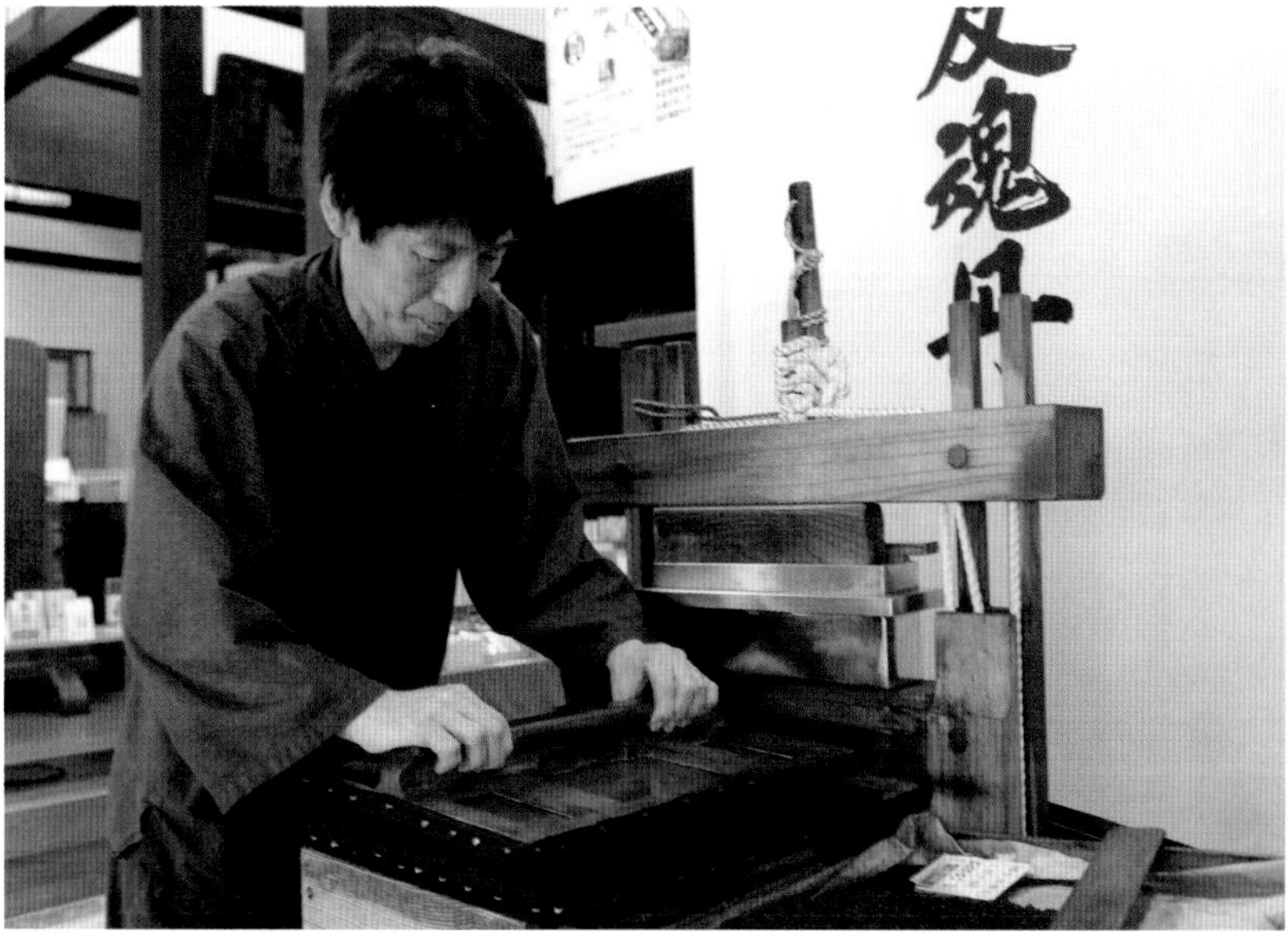

2.

がらお客様の体調と体質を見分けて、より的確な薬の処方と使い方のアドバイスをする昔ながらの販売スタイルです。

２つ目は、丸薬の実演・製造体験。店頭に明治時代の手動式製丸機があり、職人さんの凄技《すごわざ》を見学したり、製造体験もできます。

そして最後は、先駆的に薬膳をベースにしたメニューに挑戦したレストランが２階にあるので、美味しくてヘルシーなランチなどを召し上がれます。「漢方薬のお店なので、その思想が入ったお料理を」とのこと。

池田さんに、今後の挑戦をお伺いすると、「生薬が手に入りにくい状況が続いていますが、オリジナルの反魂丹と通じ丸は、素材の入手もしばらくは問題ない見通しですし、残していきたいですね。製造工程が複雑なのでたくさんは作れませんが、きちっと製品を作り続けいくことが一番大事だと思っています」とのこと。変化する社会の中で、変わらず在り続け、人々のピンチを救ってきた伝統薬。いざという時の備えや日々の不調対策の選択肢に加えてみるのはいかがでしょうか。

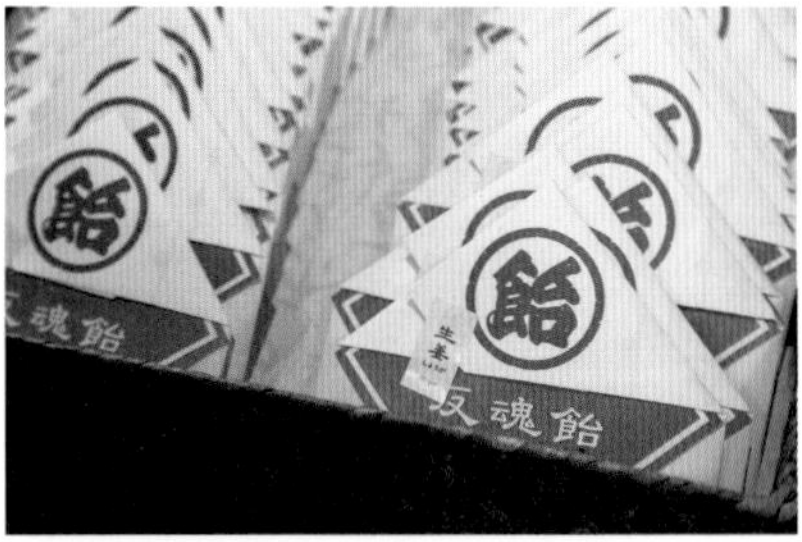

3.

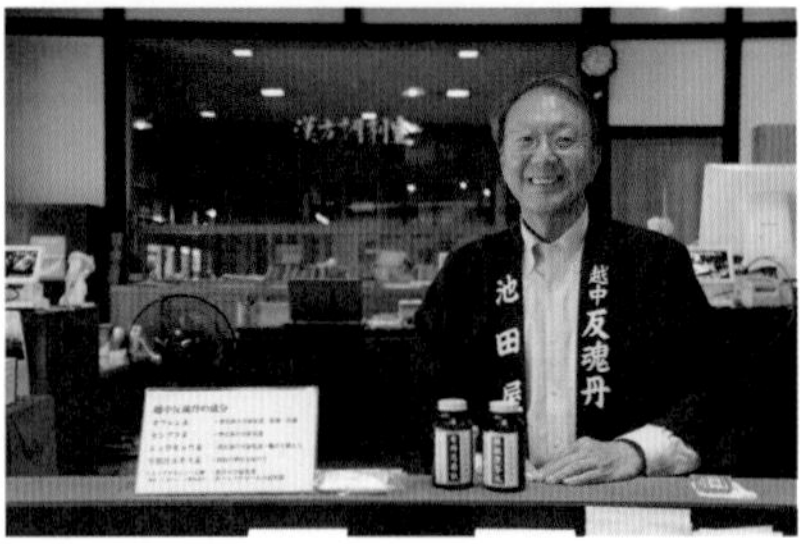

4.

1. オウレンや熊胆などが胃腸や肝機能をサポート。胃腸の不調時のほか、お酒を飲む30分前に飲む方もいらっしゃり、乗り物酔い対策にも人気
2. 丸薬づくり体験とデモンストレーション（無料）は毎日開催。明治時代に登場した手動式製丸機は、手作業の数百倍早く作れる大発明。綺麗な丸にするには熟練の技が必要。実際にやってみると簡単そうで難しいのですが、楽しい！
3. 元気な時でも食べたくなる、反魂丹をアレンジした飴
4. お話くださった二代目・池田安隆さん

池田屋安兵衛商店
〒930-0046　富山県富山市堤町通り 1-3-5
http://hangontan.co.jp/

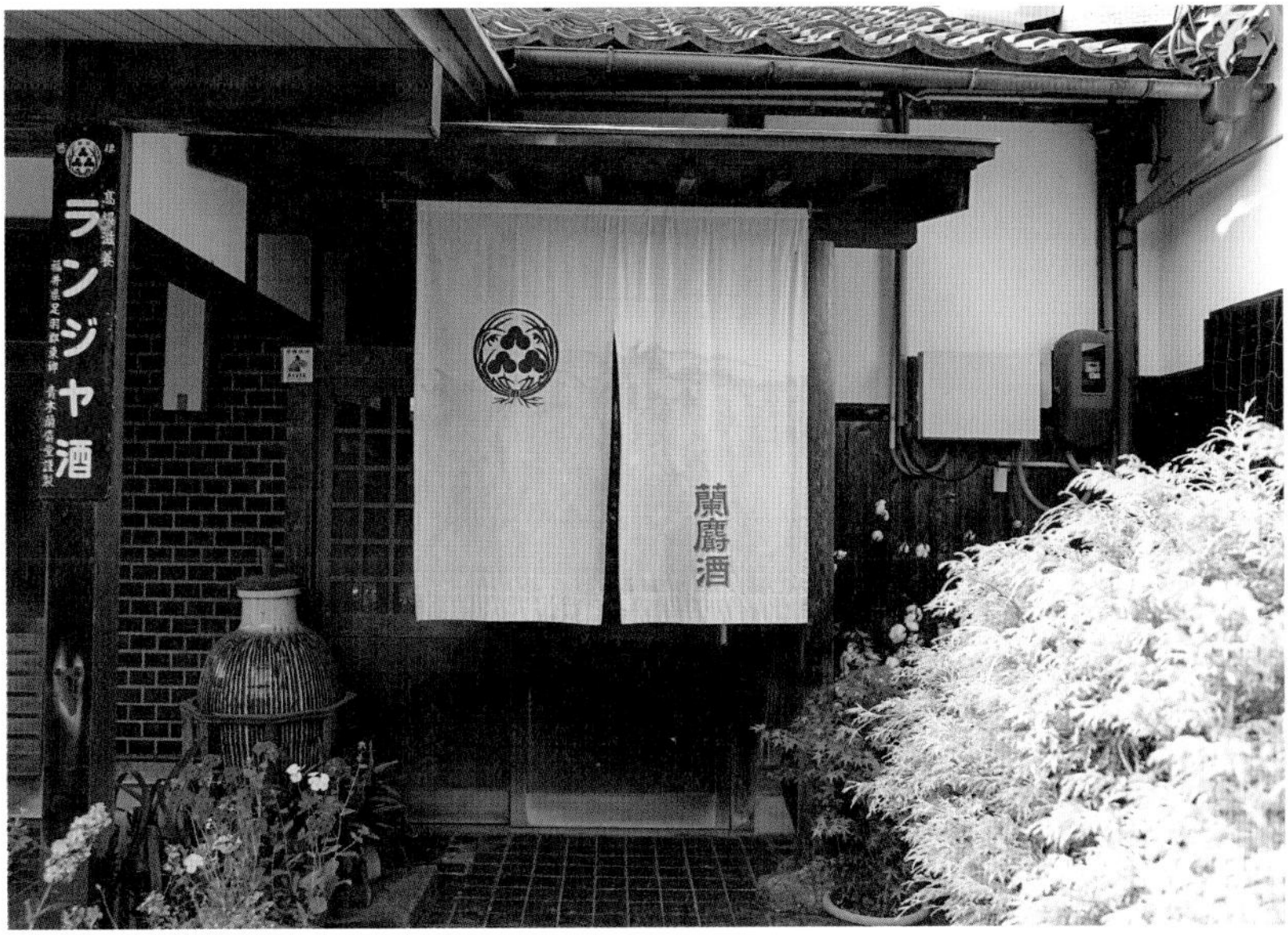

1.

【薬酒】青木蘭麝堂（福井県）

「蘭麝酒《らんじゃしゅ》」

400年あまり継承されてきた、
朝倉一族の秘法

福井県の一乗谷は、戦国時代に朝倉家が越前国を100年ほど統治した時に、見事に栄えた城下町。そこでは「蘭麝酒」という由緒正しき滋養酒が受け継がれています。蘭麝酒の製造が始まったのは、一乗谷が信長軍の侵攻によって落城し、朝倉家が滅亡した後です。とある老僧が一乗谷のある家に立ち寄った時のこと。重病人がいたので老僧が懸命に介抱をしたところ、無事に一命を取り留めることができました。その家のみなさんからすすめられて老僧はしばらくそのまま滞在しました。数ヶ月後、老僧は当主に「長い間お世話になった御礼に……」と、朝倉家に関わる医師から授けられたという蘭麝酒について伝授したのでした。それが、今回取材をした青木家です。

以後、青木家では1552年江戸時代には薬として

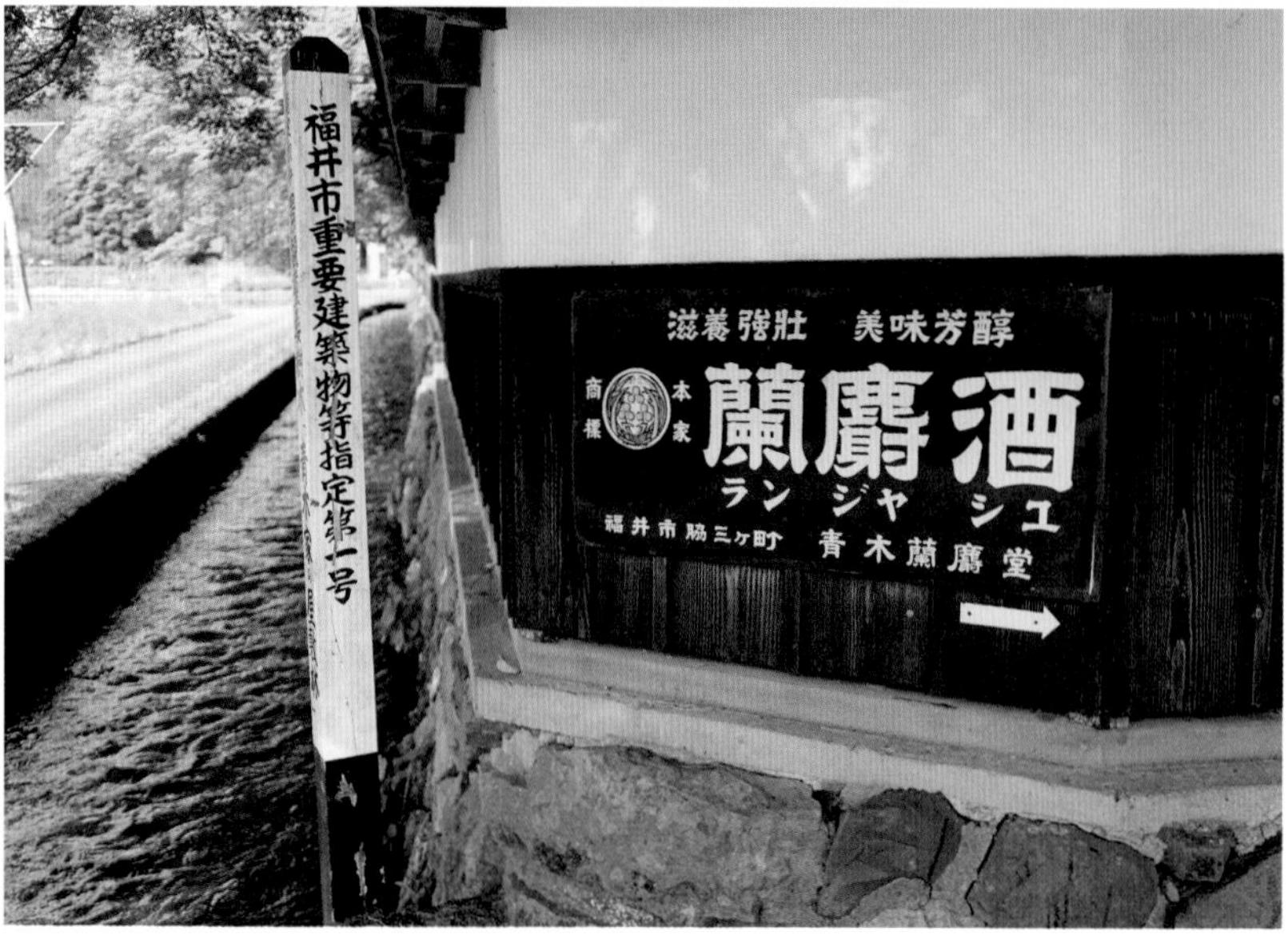

2.

作り始めてから一子相伝で受け継ぎ、明治以降は新しい法律のためリキュールとして販売しておられます。

青木家の先祖も一乗谷の里屋敷にお住まいで、漢方薬も扱っておられました。越前国は医学・薬学に秀でており、朝倉孝景が招いた僧・谷野一栢《たにのいっぱく》は、明で優れた医術を学んでおり、孝景の命により中国の医学書を翻刻出版しています。そうした名医たちは、この地に漢方薬や生薬の種も持って来られたようで、それらが蘭麝酒にもつながっていきます。

手仕事と時間が生み出す、類い稀なる麗しい風味

蘭麝酒の仕込みは冬場に始まります。本みりんと同様に自家栽培もち米と麹を、昔ながらの甑《こしき》と和釜で醸造し、自然な甘みを生み出します。程よい頃にみりん粕を取り出し、醸造アルコールを加えることでアルコール発酵をさせずに自然な甘みのブドウ糖を残し、10種類以上の生薬を加えて漬け込み、熟成させるという2〜3年の手間暇をかけたもの。数年寝かせることで円熟した格別の味わいに仕上がります。

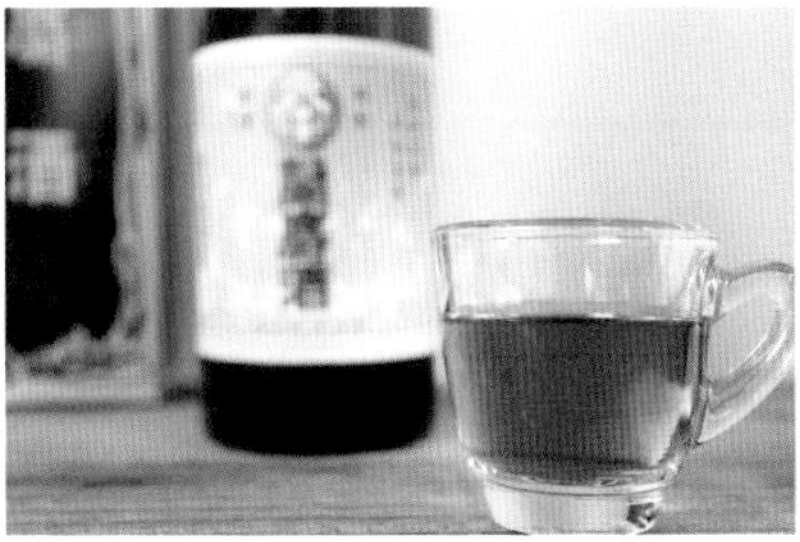

4.

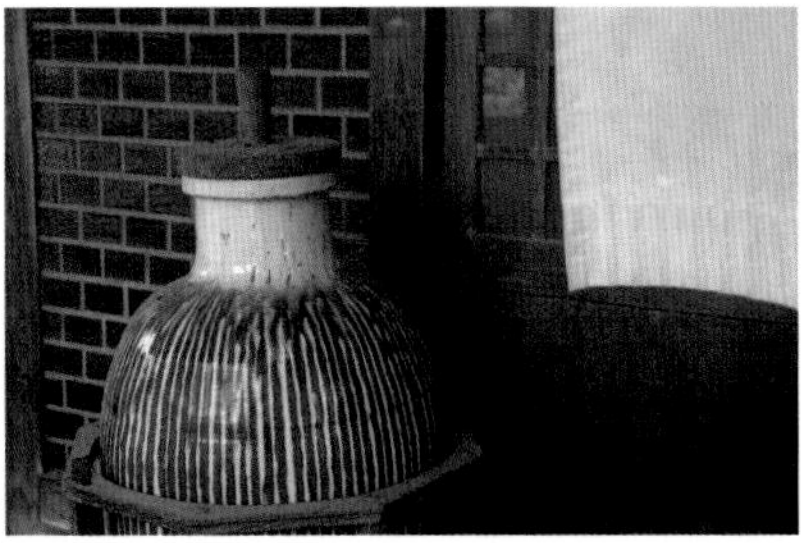

3.

1. 参勤交代でも使われていた旧街道沿いにあるお店
2. お屋敷の周りには、綺麗な水が流れている
3. 昔ながらの保存瓶
4. 長い年月が生み出す琥珀色の蘭麝酒
5. お話くださった、現当主の青木邦夫さん（写真提供：青木蘭麝堂）

青木蘭麝堂
〒 910-2161　福井県福井市脇三ケ町 25-19
https://www.ranjyado.com/

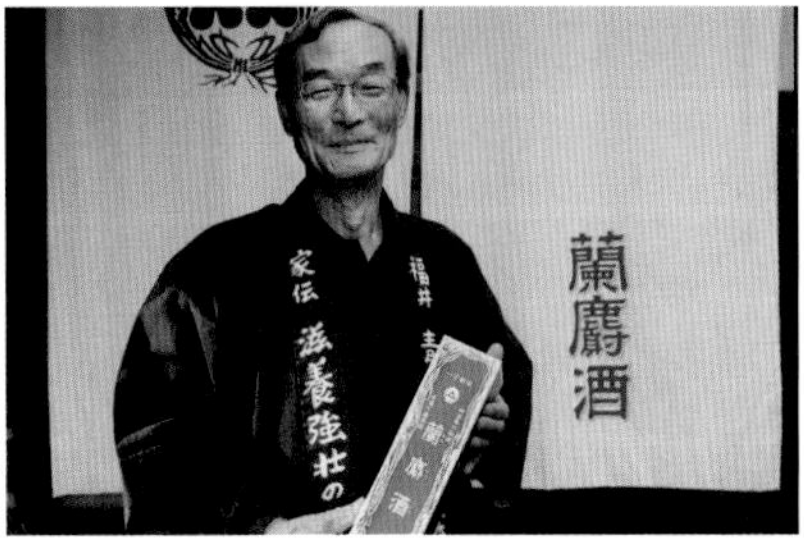

5.

その栄養は豊かで明治初期に政府が着手した、北海道開拓使に参加した方々のエネルギー補給にも活躍し、高い滋養強壮の効果は明治天皇の侍医・岩佐純先生からも高く評価されています。健康増進、手術後や産後、重労働などで疲れている時、虚弱、更年期、ストレス、アンチエイジング、消化力を整えたい時などにぴったり。

アルコール度数は16度。毎日、食前や就寝前などに二口分（約大さじ2弱）ずつ飲みます。お酒が強い人はストレートで、割りたい方は水や氷、お湯を加えます。「牛乳割りや、炭酸で割ってレモンを加えても美味しい」と、おすすめいただきました。

元々は朝倉家の秘伝の健康酒であり、その珍しい名前の由来は諸説あり、一説には東大寺に収蔵されている天下第一の名香・蘭奢待《らんじゃたい》からきたと言われるほど、芳しい美酒。遥かなる時間の中で、多くの人を癒やし、愛されてきた蘭麝酒。人の手と時間をかけたからこその蘭の花が開くような華やかな余韻、どうぞ召し上がれ。

【茶礼】 臨済宗建仁寺派大本山　建仁寺（京都府）

「四頭《よつがしら》茶会《ちゃかい》」

禅と茶のパイオニア・栄西《ようさい》禅師と建仁寺

四季折々、行き交う人々でにぎわう京都・四条河原町。祇園の街を抜けると、臨済宗建仁寺派の大本山・建仁寺が見えてきます。建仁寺は、臨済宗の開祖であり、茶祖としても名高い栄西禅師が開山した、日本のお茶文化の源流である茶礼《されい》も脈々と受け継ぐ寺院です。

栄西禅師は、チャノキの種と、粉末にした緑茶の茶葉に湯を注ぐ宋の点茶スタイルを主流とした飲み方を持ち帰られ、チャノキと桑のお茶の飲み方や薬効を説いた日本で初めてのお茶の書物であり、医学書の要素もある『喫茶養生記』を記し、栽培を奨励しました。栄西禅師が71歳の時に著したこの書物は、上下巻からなり、上巻ではチャノキを、下巻では桑について、喫茶の方法や薬効、茶樹の栽培方法などが紹介されているため「茶桑《ちゃそう》経《きょう》」とも呼ばれ、それらによって五臓の和合をすること

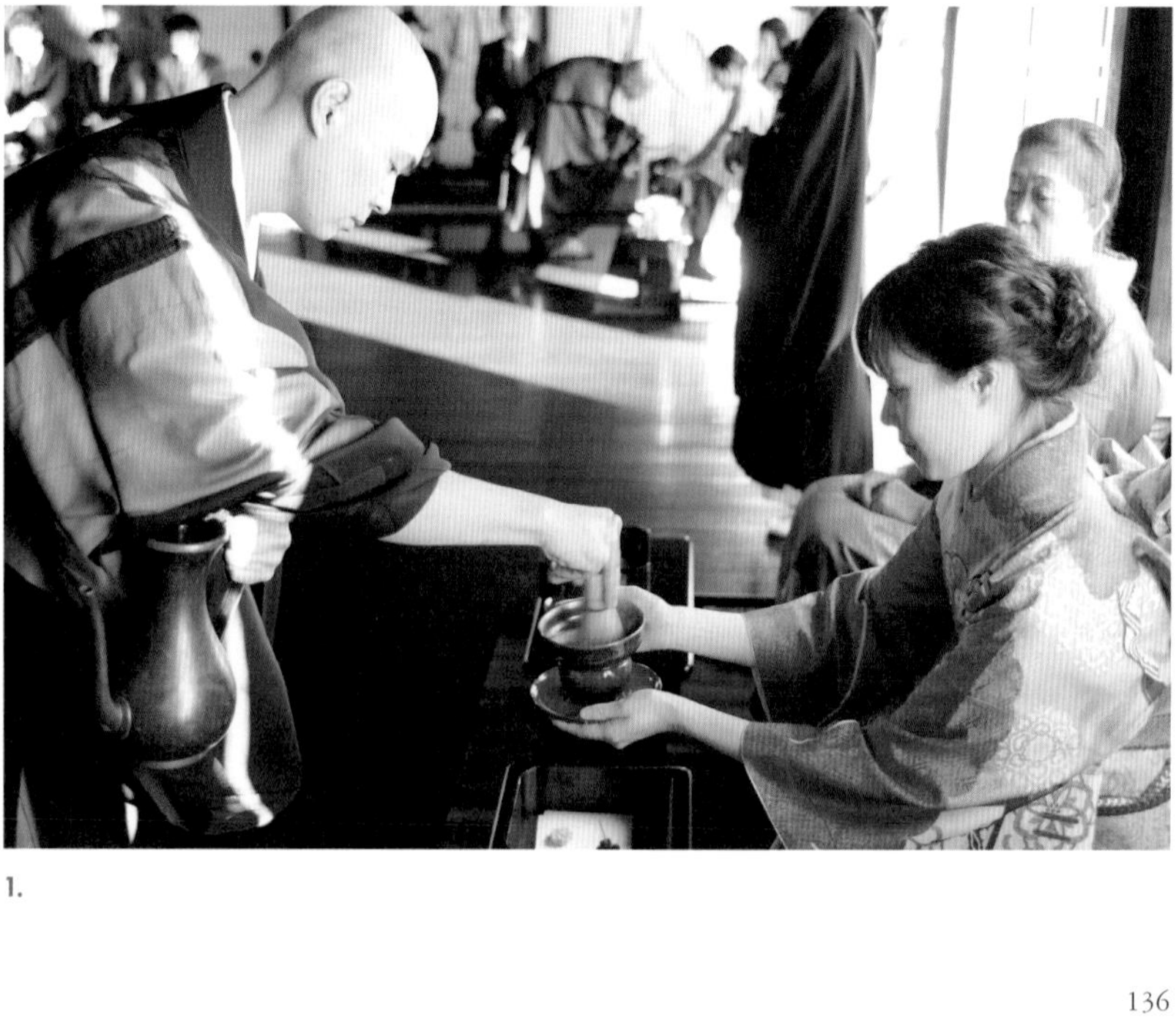

1.

が大切だとされています。それまでは一部の特別な人のものだったお茶が、やがて喫茶が武家社会を中心に広がり、今日では誰もが接することができる日常茶飯事にまで浸透しています。

「昔の人にとっては、お茶は薬でした。お茶は一服、二服と数えますよね。薬の数え方と同じです。そういう単位に名残があるのが、個人的には面白いなと思います」と、建仁寺の浅野さんが、教えてくださいました。

四頭茶会とは　— 和合と祈りの茶礼 —

建仁寺には、栄西禅師が日本に伝えたとされる四頭《よつがしら》茶礼《されい》という、茶道が生まれる数百年前の形式を現在に伝える貴重な茶礼が現存し、毎年4月20日（栄西禅師の降誕会）に執り行われています。禅宗寺院における喫茶儀礼の中でも、茶道が生まれる数百年前の形式を現在に伝えるものとして貴重な茶礼で、起源は中国の南宋の時代と云われており、京都市登録無形民俗文化財にも指定されています。

江戸時代では開山忌の食事儀礼の一部でしたが、昭和

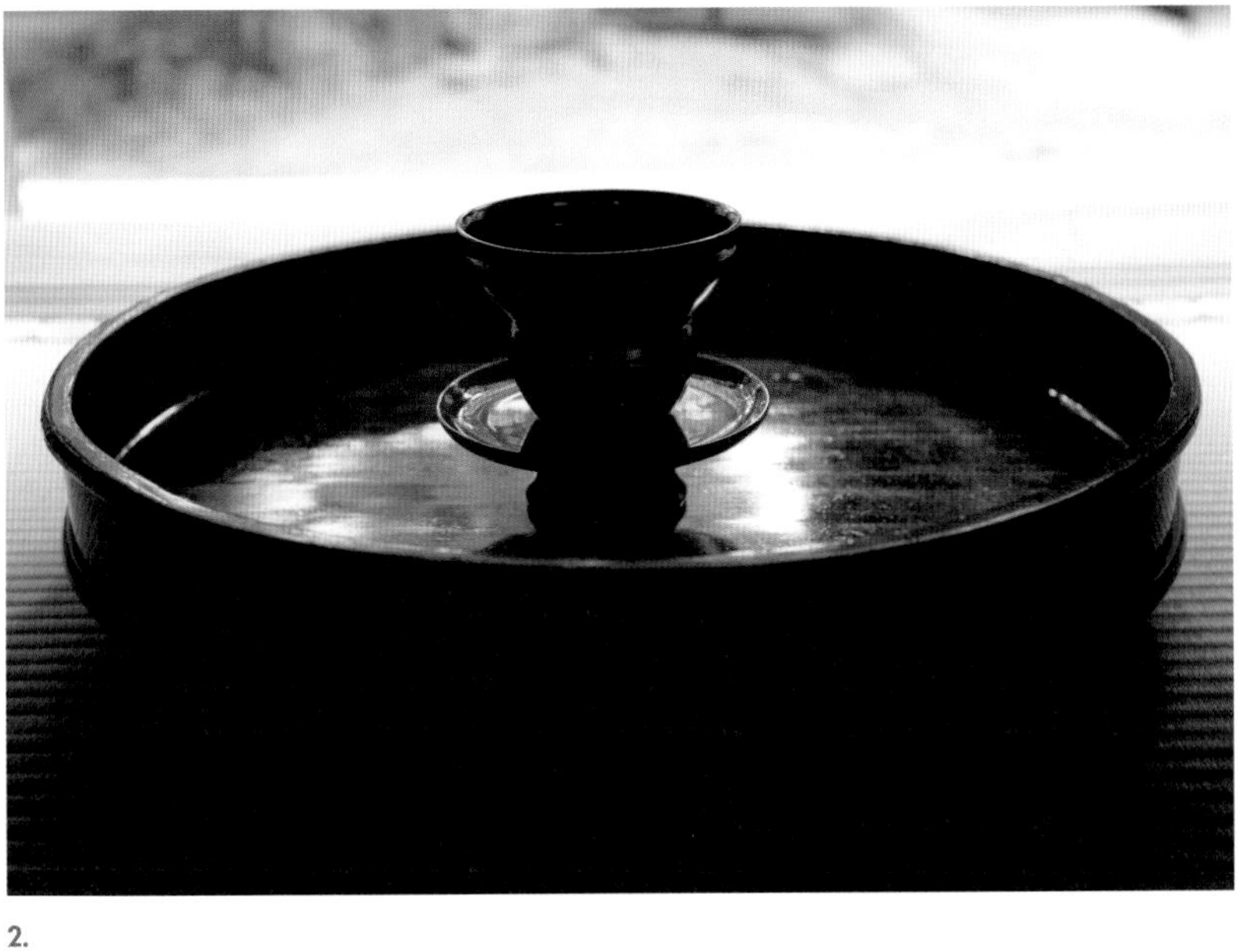

2.

29年から茶礼のみが独立して降誕会に四頭茶会が行われています。当時は特別にお招きした客のみ参加できたお茶会でしたが、現在は広く知られ、一般の方でも参加できるようになりました。

四頭茶会は、午前8時から始まります。正方形の室内に僧たちが入室し、厳かに栄西禅師を偲ぶ法要が行われ、その後に、お茶会が始まります。正客（四主頭《ししゅちょう》）4名を先頭に、それぞれ相伴客《しょうばんきゃく》6名が従い、合計28名で1席が執り行われます。壁に沿うように配置された椅子に着席すると、侍香《じこう》の僧が栄西禅師に白檀《びゃくだん》を焚いて献香します。清浄な香りが満ちていき、給仕が始まります。お香の煙がたゆたうのを見つめ、連綿と続いてきた800年もの時間と栄西禅師の思想に想いを馳せながら師を偲びます。凛とした空気の中、4名の給仕の僧が呼吸を揃えて、4箇所で同時にお茶を点てていく姿は美しく、それぞれの所作が共鳴して空間と集った人々の心が一体となり、美しい祈りの時間が旋律のように流れていました。

「栄西さんを偲ぶためのお茶会ですので、栄西さんの絵の前にも二客のお茶を供えます。栄西さんと一緒に飲むんですよね。私たちは、節目の時には必ずみんなで集まって、同じ釜の湯で炊いたお湯を飲むんです。同じ釜で炊いたお湯のお茶を飲むような人たちがたくさんいたら、信念がブレにくくなる。そして我々が一緒の想いを持ち、禅を目指すことが非常に大事かと思います。茶礼は、いわゆる和合の精神を育むんですね」。

茶と禅 ― 文化の礎《いしずえ》に触れる ―

「栄西さんの偉業は、禅を伝えたことも重大ですが、現代の社会や文化の残り方を見ると、やはり、お茶を日本へもたらし、普及した功績が非常に大きいのではないでしょうか。『茶禅一味』という言葉があるように、お茶の発展は、同時に禅も伴うんですよね。茶道は、元々は法要の中の儀式からできた作法。決められた道具を使い、決められたように動くのは、それなりの努力がないと難しく、それ自体が修行になり、禅の修行とも精神的な部分で通じるところがあります。

禅の思想では、物事をシンプルに考えることが多いんですが、物事が起こる時には、必ず原因や理由があり、それによって起こる結果になる。でも、原因や理由を理解していなかった場合に、心は迷いますが、一つ一つ物事を明らかにしていけば、心が軽くなる部分もあるのではないかと。人間は動植物の命や、自然からの恩恵がないと、生きてはいけない。「有難う」という言葉は、有る事が難しいと書きますが、かけがえのない時間を共に過ごすということは、非常に有り難いこと。四頭茶会も生きている間に何回行けるかわかりません。そして、それを執り行わせていただくことも「有難う」ですね。「有難う」は端的に全てを表しているかもしれないなと思います」。

お茶に関係の方々は栄西さんを「茶祖」と呼ぶ方もいらっしゃいます。お茶が伝えられ、茶道の発展によって、製茶、お道具、建築、絵画、造園、工芸と、あらゆる産業に派生していき、現在の類い稀なる日本の伝統文化へと昇華しました。知らず知らずのうちにお茶を飲む日々で、人々も社会も心身が健やかに整っていきます。様々な所属や状況といった境界も、時代も超えて、お茶がもたらす調和が波及し続けているようです。そんな私たちの文化のルーツを辿り、感謝をする和合の茶礼。これをご縁に、ぜひご一服を。

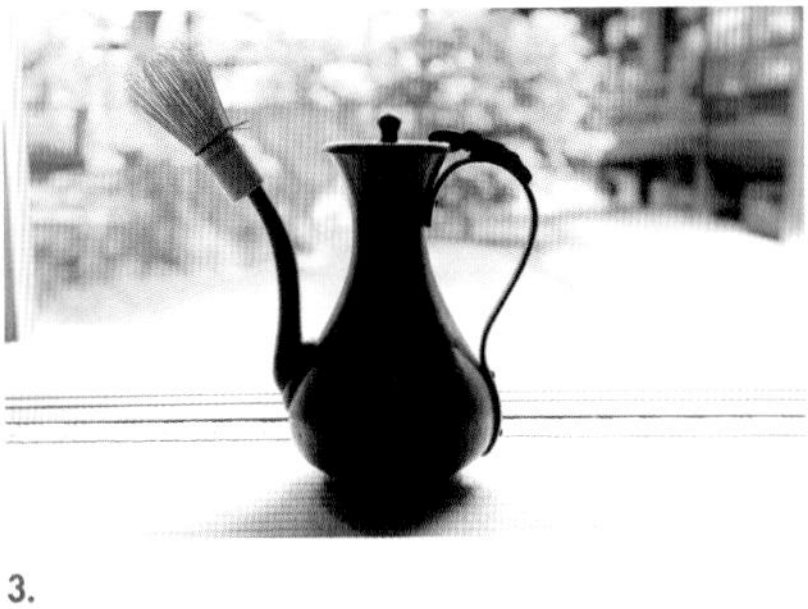

3.

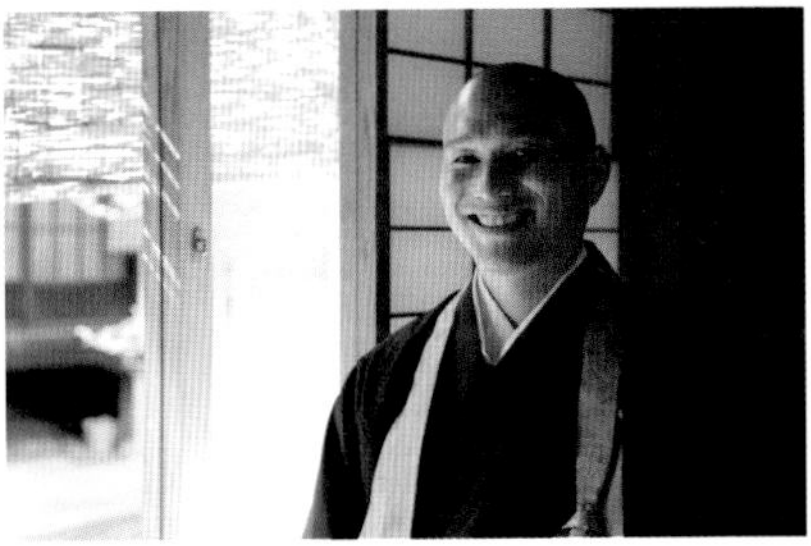

4.

1. 正方形の間に、4組の客（正客1名、相伴客6名ずつ）が座り、4名の給仕の僧が同時に茶を点てる四頭茶会。茶道の源流とされている。（写真提供：大本山 建仁寺）
2. 「油滴天目茶碗（吉備焼・創壌造）」と「朱塗天目台（表悦造）」。天目茶碗は、元々は中国・天目山の寺院で用いられていた希少なお茶碗。独特の形と釉薬が特徴で、夜空の星々を眺めるような景色。以前より、高貴な方々が参加されていた四頭茶礼では、特別なおもてなしの表れとして用いられた。現在、一般公開の四頭茶会のお茶席でも、天目茶碗で点てられる
3. お客の茶碗にお湯を注ぐ浄瓶と茶筅。茶礼では、このようにセットして持ち運ぶ
4. お話くださった建仁寺・浅野俊道さん

大本山　建仁寺
〒605-0811　京都府京都市東山区小松町 584
https://www.kenninji.jp/

あとがき

薬草との暮らしをめぐる旅、いかがでしたか？　少しでも面白そうだな、やってみようかなと思っていただけたら何より嬉しいです！

　この本では基本をたっぷりお伝えしたので、ここからアレンジし、さらに多くの薬草を見つけていけば、どんどん展開していけるようになっています。収穫したり、使ってみたりすると、何年も楽しめるはず。薬草は使ってこそ面白さの神髄に近づけるので、お茶を飲んだり、いつもの道にいる植物の名前を知ったり、手軽なことからでも始めてみてくださいね。


「癒やし」という言葉はやさしく聞こえますが、深い傷に対する深い癒やしは生半可なことじゃないこともあります。癒やす時には、自分の苦手な部分や、つらかった部分と向き合わないといけないこともありますよね。それでもからだが呼吸や拍動をして生きようとしている。あるがままを受け止め、許し、最善の選択肢を取っていく。正解や完全を目指す健康ではなく、自分らしい健康を見つけていけますように。

　中国の古くからの云われに、「上医は国を治し、中医は人を治し、下医は病を治す」（医書『小品方』より）というものがあります。薬草で個人のトラブルに向き合い、その先には普段を見直して未病を防ぐこと、さらには社会まで元気にしていける可能性があります。

一人ではできないことがある。でも叶えたいことがあり、守りたい人がいる。古来、多くの人がそんな祈りと悩みを抱きながら、試行錯誤をして智慧を生み出してきました。それを私も未来へ紡ぎたい。小さな実践が、周りの人も癒やし、広がれば習慣になり、いつかは文化の礎になる。そんな未来が生まれたらいいなと、この本を書きました。ぜひ、これから薬草のある暮らしを楽しんでいただけたら幸いです。

この本を書くにあたって、たくさんの方々にご協力をいただきました。1章の体質チェックで診断項目を参考にさせていただいた山本竜隆先生、3、5章で取材をさせてくださったみなさま、4章では、栽培に関するアドバイスをくださった東京生薬協会の山上勉さん、ランドスケープデザイナーの會澤佐恵子さん、草人の正村祐樹さん、本当に有難うございました。薬草や道具などを送ってくれた仲間にも心から感謝しています。

伝統と何百年と続けてこられた無数の先人のお陰で出合えています。薬草の旅が続けられているのも、応援してくださるみなさんがいるから。縁を手繰ればあまりにも多くの方々に支えていただいていることに、感謝が尽きません。

みなさんにも、薬草と出合うことで小さな喜びが咲き、健やかな暮らしが紡がれていきますように。

#【索引】

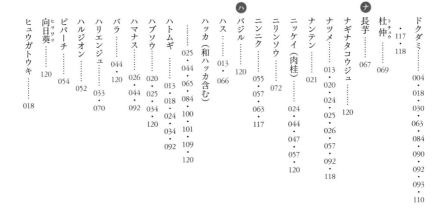

参考文献

【監修・アドバイス】
◎4章　山上勉（公益社団法人東京生薬協会）、會澤佐恵子（ランドスケープデザイナー／ AWAI design）
正村 祐樹（植栽家／草人 -kusabito-）

【主な参考文献】
◎1章　『黄帝内経素問 上・中・下巻』石田秀美監訳（東洋学術出版）　1992年
和漢薬データベースポータル（富山大学）　https://www.inm.u-toyama.ac.jp/database/
植物データベース（熊本大学）　https://www.pharm.kumamoto-u.ac.jp/yakusodb/
モード別体質チェック　山本竜隆（医師／医学博士）監修
※主に富士山日月倶楽部／富士山静養園で滞在された方向けに活用されているもの。
『食べもので「体の不調」を治す本』山本竜隆／石部晃子（アスコム）2014年
『月と農業 中南米農民の有機農法と暮らしの技術』ハイロ・レストレポ・リベラ（農山漁村文化協会）　2008年
◎3章『工藝の道』柳宗悦（講談社学術文庫）　2005年
『日本の伝統薬 ―“古さ”がいま、とても新鮮』　主婦の友社編（主婦の友社）　1989年
◎4章『暮らしの図鑑　庭の楽しみ』境野隆祐（翔泳社）　2022年
『植物を育てる楽しみとコツがわかる「園芸」の基本帖』矢澤秀成（KADOKAWA）　2023年
◎5章『森野旧薬園と松山本草　薬草のタイムカプセル』高橋京子、森野てる子（大阪大学出版会）　2012年
『栄西　喫茶養生記』古田紹欽（講談社学術文庫）　2000年

新田理恵 Lyie Nitta

TABEL株式会社代表／薬草茶司／修士（理学）

管理栄養士であり国際中医薬膳調理師。食を古今東西の文化と学問からとらえ、すこやかで慈しみのある食卓を提案する。2014年から日本の薬草文化のリサーチをはじめ、各地を紡ぎながら伝統茶{tabel}を立ち上げる。2018年より薬草大学NORMも運営し、大企業や行政とのコラボなども展開し、薬草文化のリバイバルを目指して活動して監修や講演・大学での授業なども手掛ける。著書『薬草のちから』（晶文社）が好評。時間栄養学の研究も手掛け、ポッドキャスト「時間栄養学のじかん」も配信中！

アノニマ・スタジオは、
風や光のささやきに耳をすまし、
暮らしの中の小さな発見を大切にひろい集め、
日々ささやかなよろこびを見つける人と一緒に
本を作ってゆくスタジオです。
遠くに住む友人から届いた手紙のように、
何度も手にとって読みかえしたくなる本、
その本があるだけで、
自分の部屋があたたかく輝いて思えるような本を。

薬草手帖
心身を慈しむために

2023年11月27日　初版第1刷発行

著　　者　新田理恵
発 行 人　前田哲次
編 集 人　谷口博文
　　　　　アノニマ・スタジオ
　　　　　〒111-0051
　　　　　東京都台東区蔵前2-14-14 2F
　　　　　TEL.03-6699-1064
　　　　　FAX.03-6699-1070
発　　行　KTC中央出版
　　　　　〒111-0051
　　　　　東京都台東区蔵前2-14-14 2F
印刷･製本　シナノ書籍印刷株式会社

ISBN978-4-87758-854-0
C2077 ¥1800E

デザイン　福間優子
写　　真　宮濱祐美子
　　　　　（表紙、p.3〜9、31〜64、66、68〜71、76〜85、91〜103）
　　　　　高野洋（プロフィール写真）
　　　　　著者提供（p.65、67、86 〜 89、124 〜 139）
イラスト　中内 渚
　　　　　末永えりか（p.22 〜 25）
校　　正　東京出版サービスセンター
編　　集　景山卓也（アノニマ・スタジオ）

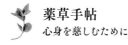